国医大师

林天东

医案精选

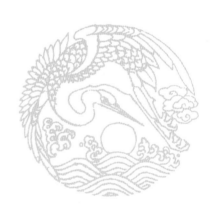

主审　林天东

主编　卓进盛　董秀娟　王立春

副主编　王定国　邢益涛　林学英　吴维炎

编委（按姓氏笔画排序）

马壮　马天鹏　王立春　王定国　王鸿燕

司杰鑫　邢益涛　刘洋洋　麦耿翰　杜威

杨娅萍　吴雯　吴维炎　汪睿　陈磊

陈思瑜　陈震东　林佩芸　林学英　林崇峰

卓进盛　姚佳祺　唐菲　黄土超　符磊

符颖颖　董秀娟　魏方志

人民卫生出版社

·北京·

图书在版编目（CIP）数据

国医大师林天东医案精选 / 卓进盛，董秀娟，王立
春主编． -- 北京：人民卫生出版社，2024.7． -- ISBN
978-7-117-36626-7

Ⅰ. R249.7

中国国家版本馆 CIP 数据核字第 2024LB4902 号

人卫智网	www.ipmph.com	医学教育、学术、考试、健康，购书智慧智能综合服务平台
人卫官网	www.pmph.com	人卫官方资讯发布平台

国医大师林天东医案精选
Guoyidashi Lin Tiandong Yi'an Jingxuan

主　　编：卓进盛　董秀娟　王立春
出版发行：人民卫生出版社（中继线 010-59780011）
地　　址：北京市朝阳区潘家园南里 19 号
邮　　编：100021
E - mail：pmph @ pmph.com
购书热线：010-59787592　010-59787584　010-65264830
印　　刷：鸿博睿特（天津）印刷科技有限公司
经　　销：新华书店
开　　本：710×1000　1/16　　印张：12
字　　数：190 千字
版　　次：2024 年 7 月第 1 版
印　　次：2024 年 8 月第 1 次印刷
标准书号：ISBN 978-7-117-36626-7
定　　价：69.00 元

打击盗版举报电话：010-59787491　E-mail：WQ @ pmph.com
质量问题联系电话：010-59787234　E-mail：zhiliang @ pmph.com
数字融合服务电话：4001118166　E-mail：zengzhi @ pmph.com

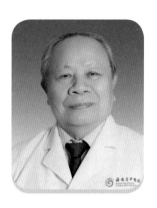

林天东，男，汉族，1947 年 12 月出生，中共党员，主任医师。第四届国医大师，首届全国名中医，第三、第六、第七批全国老中医药专家学术经验继承工作指导老师，首届海南省名中医。中国中医科学院学部委员，"全国中医药杰出贡献奖"获得者，享受国务院特殊津贴专家，全国中医临床优秀人才研修项目指导老师，全国百名优秀医院院长，海南省有突出贡献的优秀专家，海南自由贸易港 A 类人才，北京中医药大学王琦书院特聘教授，香港中文大学教授。中国民族医药学会黎医药分会会长。

从医近 60 年，擅内科、男科、妇科，尤精治不孕不育症，临证推崇经方，认为"男女异，异在经带胎产，而藏象一致；女疾男病，同属阴阳八纲，而治法则一"，创新性提出"男方女用，女方男用"之男女异病同治诊疗思想；结合南方人的体质，提出"南方以阳虚、寒病者多，宜用伤寒方"的观点，开创了琼州经方流派；临床推崇"小处方、大疗效"，常怀"人饥己饥，人病己病"之心；研发八味强精丸等院内制剂 7 种。

获国家发明专利 12 项；学术成果曾荣获海南省科学技术进步奖二等奖，中国民族医药学会科学技术奖二等奖、学术著作奖一等奖和三等奖。

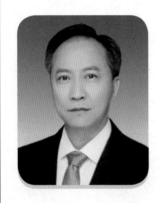

卓进盛，主任医师，广州中医药大学硕士研究生导师、教授，海南医科大学教授。第七批全国老中医药专家学术经验继承工作指导老师，第三批全国老中医药专家学术经验继承工作继承人。海南省中医院党委专职副书记、原院长，海南省有突出贡献的优秀专家，海南省C类人才（领军人才）。国家中医药管理局中医药传承与创新"百千万"人才工程"林天东全国名中医传承工作室项目"负责人，首批海南省"双百"人才团队（中医药防治慢性重大疾病研究团队）核心成员，海南省中医院肺病科学术、学科带头人。兼任中华中医药学会肺系病分会常务委员，海南省中西医结合学会会长，中国中西医结合学会常务理事，海南省中医药学会肺病专业委员会主任委员，海南省医学会呼吸系病专业委员会副主任委员等。

从事临床、科研、教学等工作30余年，擅长呼吸系统疾病、急危重症的中西医结合诊治，对肺血管疾病、急慢性支气管炎、哮喘、慢性阻塞性肺疾病、支气管扩张、肺炎、肺源性心脏病、肺部肿瘤、呼吸衰竭等造诣尤深；研发的院内制剂"双花清热颗粒"对上呼吸道感染、急性支气管炎等外感疾病具有较好的疗效，且在防治严重急性呼吸综合征（SARS）、甲型H1N1流感、登革热等传染病方面亦有较好的临床经验。

先后荣获2020年"海南省五一劳动奖章"、第四届"白求恩式好医生"、省直机关疫情防控优秀共产党员等荣誉称号。荣获海南省科学技术进步奖二等奖1项、中国民族医药学会科学技术奖二等奖1项。

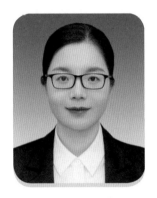

董秀娟，女，汉族，中共党员，广州中医药大学博士，海南医科大学中医学院副教授，海南省中医院副院长（挂职）。国家自然科学基金评审专家，中华中医药学会医古文研究分会第七届委员会青年副主任委员，中国民族医药协会黎医药分会常务理事，海南省中医药学会黎族医药专业委员会委员。

主持并完成国家自然科学基金项目 1 项，校级课程建设 1 项；主持校级一流课程 1 项。参编全国高等中医药院校规划教材 2 部，发表学术论文 20 余篇；指导校级大学生创新实践项目 7 项。

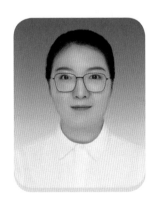

王立春，硕士研究生，师从国医大师林天东。

现任中华中医药学会慢病管理分会青年委员，中国民族医药学会黎医药分会理事，海南省中医药学会脾胃病专业委员会委员，海南省中医药学会中医肝病专业委员会委员，海南省中医药学会膏方专业委员会委员。

累计主持海南省自然科学基金青年基金项目 1 项（在研）、海南省厅级课题 1 项（结题），参与海南省重大科技计划项目 1 项、海南省重点研发项目 1 项、海南省自然科学基金青年基金项目 1 项；发表学术论文 20 篇（第一作者 8 篇）；主编学术著作 1 部。

序

医者，仁术也；大医精诚者，中医传统之精华也。故非精非诚，不能为医。余闻国医大师林天东教授仁医之名，由来久矣。海南省乃至全国中医同仁知其人者，皆赞其医德高尚、医术精湛。

林天东教授，字世光，生于中医世家，自幼聪颖好学，深得其父林盛森先生之真传。执业中医临床数十载以来，勤求古训、博采众方、索真务实、精益求精。其医术济世惠民，尤擅内科、男科、妇科，对于不孕不育症之诊治，更是独树一帜，疗效显著。今其弟子汇集林天东教授多年临床典型医案而成本书。全书列有医案、学术思想、黎族医药等内容。

全书所载既有常见疾病之诊治经验，亦有诊治疑难杂症之独到见解；尤为可贵者，林天东教授对黎医药之挖掘、整理、应用，为中医药学之黎医药传承创新发展贡献突出。研读该书，可察医道之精微，可观其辨治化裁之思维，可明遣方用药之奥妙，实乃业医者之临床参考书也。

余赞其人其书，爱为之序。

孙光荣

2024 年 5 月 26 日

孙光荣：第二届国医大师，首届全国中医药杰出贡献奖获得者，中国中医科学院学部执行委员，北京中医药大学远程教育学院主要创始人、中医药文化研究院院长，国家中医药管理局全国中医临床优秀人才中医药经典理论培训班班主任。

前言

　　林天东系海南万宁人，第四届国医大师，首届全国名中医，第三、第六、第七批全国老中医药专家学术经验继承工作指导老师，"全国中医药杰出贡献奖"获得者，享受国务院特殊津贴专家，全国百名优秀医院院长，全国中医临床优秀人才研修项目指导老师，海南省中医院原院长，海南省有突出贡献的优秀专家，全国老年病、不孕不育、黎医药学科带头人，海南省中医院首席中医专家，珠海市中西医结合医院高级顾问。

　　林天东从事中医临床近 60 年，临证善用经方、黎医药学，擅长诊治内科、男科、妇科疾病，尤其精于诊治老年病、不育症、不孕症、呼吸系统疾病、中医肝病、肿瘤等疑难杂症，一直致力于临床科研及执教工作，为国家培养了大批中医药专业人才，且年过七旬仍坚持每周出诊 6 天，求医者众。

　　林天东基于丰富的临床经验，常年研读《黄帝内经》《伤寒论》《金匮要略》等中医经典著作，不断地从中挖掘精华，并融合现代医学，将传统方法与现代方法相结合、辨病与辨证相结合，终使理论独树一帜，逐渐形成了一整套个人独特的学术思想和治疗方法。

　　林天东学识渊博，勤于实践，融会贯通，灵活达变，学古不泥，敢于创新；临证时，辨证论治，贯穿始终，遣方用药，严谨精练，经方时方，择善而从，胆大心细，屡起沉疴，疗效卓著。

　　中医药学的传承，除了理论授教外，名医经验无疑是指路明灯；学习名医经验，可让中医后学少走弯路，早日成才。作为林天东的学生，已跟随林老侍诊多年，虽然独立行医许久，但是每遇棘手病证，必回味林老所治类证，备感其临证所示皆为精要。

本书依托林天东的临证医案（男科、妇科验案，以及某些内科专病的特色诊疗验案），对具体疾病的中医治疗进行深入阐述，并分析其诊治疾病的处方用药经验，可供广大中医学者参考继承。

《国医大师林天东医案精选》编委会

2024 年 1 月于海口

目录

第一章 / 不育症

案一 少弱精子不育症

【医案初诊】潘某，男，30 岁，海南琼海人，2021 年 5 月 5 日因"未避孕3 年未育"就诊。患者诉 3 年来性生活规律，从未避孕，但女方一直未孕。患者喜好烟酒，曾在外院查精液常规提示弱精子症；女方各项检查未见明显异常。

现症见：腰酸乏力，偶有尿频尿急，无尿痛及肉眼血尿，食欲一般，睡眠差，大便调。舌质淡，苔白，脉弦细。

查体：外生殖器未见异常。前列腺液常规示卵磷脂小体（+++），白细胞（WBC）（+）；血浆性激素六项（−）；生殖器 B 超未见明显异常。支原体（−），衣原体（−）。精液常规：量 3ml，液化时间 35 分钟，密度 10.45（百万 /ml），总活率 36.16%，总活力 19.90%，A 级 9.35%，B 级 10.55%，C 级 16.25%，D级 63.85%。精浆抗精子抗体（−）。

【西医诊断】少弱精子不育症。

【中医诊断】无嗣。

【医案证型】脾肾亏虚证。

【医案治则】益气健脾，补肾养精，种嗣衍宗。

【医案主方】八味强精丸加减。

【医案药物】
枸杞子 30g	菟丝子 30g	五味子 15g	覆盆子 15g
车前子 15g^{包煎}	乌 药 10g	沉香粉 5g^{冲服}	细 辛 3g^{先煎}
滑 石 15g	甘 草 5g	土茯苓 20g	败酱草 10g
酸枣仁 15g			

【药物服法】14 剂，水煎服，1 剂 /d，早晚饭后半小时各温服 150ml。同时戒烟酒，辅以心理疏导。嘱患者放松心情，勿过分思虑、过度劳累，1 个月

后复查精液常规。

【医案复诊】2021年5月18日（二诊）：患者服药后无不适，仍有腰酸乏力，但较前稍改善，尿频尿急症状较前明显缓解，勃起硬度一般，偶有口干口渴，食欲一般，睡眠一般，大便通畅。舌淡红，苔白，脉弦细。复查前列腺液常规示卵磷脂小体（+++），WBC 0～3个/HP。予前方加淫羊藿20g、仙茅20g、天花粉30g，14剂，煎服法同前，不适随诊。

2021年6月1日（三诊）：患者服药后无不适，腰酸乏力较前明显改善，尿频尿急、口干口渴症状基本消失，勃起硬度较前改善，胃纳可，睡眠可，大便通畅。舌淡红，苔薄白，脉弦有力。复查精液常规：量4ml，液化时间30分钟，密度15.75（百万/ml），总活率56.25%，总活力45.90%，A级20.25%，B级25.65%，C级10.35%，D级43.75%。予二诊方去滑石、土茯苓、败酱草，30剂，煎服法同前。嘱女方监测排卵并指导双方同房时间，不适随诊。

2021年7月1日（四诊）：患者服药后无不适，精神可，已无腰酸乏力症状，勃起硬度可，有晨勃，胃纳可，睡眠可，大便通畅。舌淡红，苔薄白，脉弦有力。复查精液常规：量3.5ml，液化时间30分钟，密度22.55（百万/ml），总活率70.35%，总活力54.60%，A级26.15%，B级28.45%，C级15.75%，D级29.65%。予三诊方14剂，巩固疗效，煎服法同前。嘱女方监测排卵并指导双方同房时间，不适随诊。

7月11日，患者来电告知妻子已怀孕。

【医案按语】患者结婚多年未避孕未育（妻子各项检查均无异常），查精液常规示少弱精子不育症。患者临床证候表现为腰酸乏力，偶有尿频尿急，食欲一般，睡眠差，舌质淡，苔白，脉弦细。经四诊合参，辨证当属脾肾亏虚证。

肾为先天之本，主藏精，若肾精不足则生殖之精失于濡养，故精子活力低下；脾为后天之本，脾失司则气血化生无源，无法濡养精血，加之肾不足无以化生精血，气血两虚，故精子生成不足，精子活力低下。治疗上应辨证与辨病相结合，故本案主方选八味强精丸。八味强精丸为林老独创，已成功备案院内制剂，并在海南省中医院运用多年，疗效甚佳。八味强精丸以"五子衍宗丸"为基础方，加乌药、沉香、细辛而成。五子衍宗丸最早记载于唐代《悬解录》一书中（原名为"守仙五子丸"），为当时宫廷贵族养生保健的秘方之一，具有补肾益精衍宗之功效，被誉为"古今种子第一方""补阳方药之祖"。

八味强精丸中，枸杞子味甘性平，归肝、肾经，补肾阴而生肾精；菟丝子辛甘微温，归肝、脾、肾经，健脾补肾益精；二药共为君药。覆盆子甘酸微温，归肝、肾经，温肾而不燥、固精而不凝；五味子甘酸温，归心、脾、肾经，益气补虚、强阴涩精；乌药辛温，归脾、肝、肾、膀胱经，温补肾阳，疏通气机；沉香辛苦温，归脾、胃、肾、肺经，温肾散寒，行气温中，温而不燥，行而不散；四药共为臣药。车前子清肝肺风热，导膀胱水邪，利水而不动气；细辛辛温，归肺、肾、心经，辛散温通，芳香透达，可通精窍；二药合为佐药。综观全方，不凉不燥，共奏益气健脾、补肾养精、种嗣衍宗之功。

【医案加减】患者伴有尿频尿急症状，前列腺液常规提示 WBC（+），考虑合并慢性前列腺炎，故予六一散（滑石、甘草）清热利湿通溺道，土茯苓、败酱草清热解毒除湿；伴有睡眠差，故予酸枣仁养心宁心安神；伴有口干口渴，故予天花粉清热生津止渴；伴有勃起硬度差，故予二仙（淫羊藿、仙茅）补肾阳、强筋骨。

案二　免疫性不育症

【医案初诊】陈某，男，30 岁，海南万宁人，2021 年 3 月 12 日因"未避孕 2 年未育"就诊，配偶妇科检查均未见明显异常。患者素体健康，2 年来性功能正常，性生活规律，未行任何避孕措施。

现症见：腰酸胁痛，眩晕耳鸣，易疲劳，无尿频、尿急、尿痛及肉眼血尿，食欲可，睡眠差，大便可。舌质红、有瘀斑，苔少，脉细数。

查体：外生殖器未见异常。前列腺液常规示卵磷脂小体（+++），WBC 0～5 个 /HP；血浆性激素六项（－）；生殖器 B 超未见明显异常。支原体（－），衣原体（－）。精液常规：量 3.5ml，液化时间 40 分钟，密度 21.35（百万 /ml），总活率 60.55%，总活力 45.80%，A 级 20.45%，B 级 25.35%，C 级 14.75%，D 级 39.45%。精浆抗精子抗体（+）。

【西医诊断】免疫性不育症。

【中医诊断】无嗣。

【医案证型】肝肾阴虚、瘀热互结证。

【医案治则】滋补肝肾，凉血散瘀。

【医案主方】自拟免疫不育散加减。

【医案药物】女贞子 10g　　墨旱莲 15g　　蒲公英 15g　　金银花 10g

　　　　　　炒蒲黄 10g^{包煎}　三七粉 3g^{冲服}　柴　胡 10g　　玄　参 10g

　　　　　　海　马 5g　　　党　参 15g　　丹　参 10g　　赤　芍 10g

　　　　　　生地黄 10g　　虎　杖 15g　　甘　草 10g

【药物服法】14 剂，水煎服，1 剂 /d，早晚饭后半小时各温服 150ml。同时辅以心理疏导；嘱患者放松心情，勿过分思虑、过度劳累，1 个月后复查精液常规、精浆抗精子抗体。

【医案复诊】2021 年 3 月 26 日（二诊）：患者服药后无不适，腰酸胁痛及眩晕耳鸣症状较前改善，仍有倦怠易疲劳，食欲可，睡眠一般，大便可。舌质红、有少许瘀斑，苔白，脉细数。予前方加郁金 10g、香附 10g、牛大力 20g、五指毛桃 20g，14 剂，煎服法同前，不适随诊。

2021 年 4 月 9 日（三诊）：患者服药后无不适，腰酸胁痛症状基本消失，眩晕耳鸣、倦怠易疲劳症状较前明显改善，食欲可，睡眠可，大便可。舌质红，苔白，脉细数。复查精液常规：量 4ml，液化时间 30 分钟，密度 23.75（百万 /ml），总活率 62.85%，总活力 54.20%，A 级 25.75%，B 级 28.45%，C 级 8.65%，D 级 37.15%。精浆抗精子抗体（-）。予二诊方 30 剂，煎服法同前。嘱女方监测排卵并指导双方同房时间，不适随诊。

2021 年 5 月 9 日（四诊）：患者服药后无不适，眩晕耳鸣、倦怠易疲劳症状已基本消失，食欲可，睡眠可，大便可。舌淡红，苔薄白，脉弦有力。复查精液常规：量 4ml，液化时间 20 分钟，密度 22.35（百万 /ml），总活率 63.35%，总活力 53.10%，A 级 27.35%，B 级 25.75%，C 级 10.25%，D 级 36.65%。精浆抗精子抗体（-）。予二诊方 14 剂，巩固疗效，煎服法同前。嘱女方监测排卵并指导双方同房时间，不适随诊。

5 月 17 日，患者来电告知妻子已怀孕。

【医案按语】患者结婚多年、一直未避孕未育，且妻子各项检查均未见明显异常，查精液常规示弱精子不育症，同时精浆抗精子抗体（+），考虑为免疫性不育症。患者腰酸胁痛，眩晕耳鸣，易疲劳，无尿频、尿急、尿痛及肉眼血尿，食欲可，睡眠差，大便可。舌质红、有瘀斑，苔少，脉细数。经四诊合参，辨证当属肝肾阴虚、瘀热互结证。

免疫性不育症的病因病机主要是人体正气不足，实邪内生，以肾精亏虚为本，以湿热、血瘀、痰湿为标。先天不足或后天失养、过劳等因素导致肾精不足，则生殖之精无以化生；湿热、血瘀、痰湿等实邪积聚体内，致使气血失和，影响男性生殖功能。故在免疫性不育症的治疗上，法当益肾生精以扶正固本（肝肾同源，顾肾之时当兼以补肝），清热除湿、健脾化痰、消瘀通络以祛邪扶正，消除抗精子抗体以助育。治疗上应辨证与辨病相结合，故本案主方选自拟免疫不育散。

免疫不育散为林老独创的经验方。方中女贞子、墨旱莲为君药（即二至丸），补肝肾之阴且凉血清热，对于肾精不足，久瘀化热，火热耗阴液之证当为首选；现代药理研究表明，二者具有调节免疫功能的作用。赤芍、生地黄、玄参清热凉血兼以散瘀、养阴，与功善化瘀之炒蒲黄、三七共为臣药。丹参活血祛瘀，蒲公英、金银花清热解毒，虎杖清热散瘀；肝为刚脏，喜条达、恶抑郁，多用寒凉之品，势必影响其调畅气机之功，故以柴胡疏肝理气；再者，瘀血易阻滞气机，故用党参，既补气又能养津，以扶正祛邪，使攻邪而正气不伤；少量海马不仅增强补肝肾之功，而且能防止寒凉之药伤阳，亦有阳中求阴之意（善补阴者，必于阳中求阴，则阴得阳升而泉源不竭），以上共为佐药。甘草调和诸药。全方滋阴药与清热药同用，培本清源，二者兼顾；补气与化瘀相伍，使气旺血行，补气不壅滞，化瘀而不伤正。诸药合而用之，使肝肾之阴得以滋养，热清血活瘀化气行。全方阴阳平和，不凉不燥，共奏滋补肝肾、凉血散瘀、种嗣衍宗之功。

【医案加减】患者腰酸胁痛，故予郁金、香附，疏肝解郁、行气化瘀；伴有倦怠乏力，故予牛大力、五指毛桃，行气舒筋活络。

案三　精液不液化性不育症

【医案初诊】张某，男，26 岁，海南乐东人，2021 年 7 月 12 日因"未避孕未育年余"就诊，配偶相关检查未见异常。患者平素体健，喜久坐，喜烟酒。

现症见：常自觉口干口苦，心烦易怒，有阴囊潮湿，纳眠可，小便色黄，大便黏腻不爽，舌红夹瘀斑，苔黄腻，脉细数。

查体：阴茎发育正常，包皮稍长，双侧睾丸、附睾大小及质地未见明显异常，无触痛。前列腺液常规示卵磷脂小体（+++），WBC 0～5 个/HP；血浆性激素六项（－）；生殖器 B 超未见明显异常。支原体（－），衣原体（－）。精液常规：量 2ml，不液化，密度 25.45（百万/ml），总活率 63.10%，总活力

50.40%，A 级 20.15%，B 级 30.25%，C 级 6.35%，D 级 36.90%。精浆抗精子抗体（－）。

【西医诊断】精液不液化性不育症。

【中医诊断】无嗣。

【医案证型】湿热瘀结、内生浊毒证。

【医案治则】清热化浊，助阳化气。

【医案主方】自拟促液化散加减。

【医案药物】

粉萆薢 10g	石菖蒲 10g	车前子 10g^{包煎}	莲　心 5g
茯　苓 20g	黄　芩 10g	黄　柏 10g	白茅根 10g
赤　芍 15g	土茯苓 15g	龙　胆 10g	益母草 10g
苦　参 10g	茜　草 10g	益智仁 10g	乌　药 10g

【药物服法】14 剂，水煎服，1 剂 /d，早晚饭后半小时各温服 150ml。同时辅以心理疏导；嘱患者放松心情，勿过分思虑、过度劳累，1 个月后复查精液常规。

【医案复诊】2021 年 7 月 26 日（二诊）：患者服药后无不适，口干口苦、心烦易怒较前稍有改善，阴囊潮湿较前明显好转，偶有睾丸胀闷不适，纳眠可，小便色淡黄，大便稍黏腻，舌暗红，苔黄腻，脉细数。予前方加天花粉 30g、郁金 15g、川楝子 10g、橘核 15g、鸡血藤 20g，14 剂，煎服法同前，不适随诊。

2021 年 8 月 9 日（三诊）：患者服药后无不适，口干口苦、心烦易怒症状基本消失，阴囊潮湿较前明显好转，偶有睾丸胀闷不适但较前减轻，纳眠可，小便可，大便可，舌暗红，苔薄黄，脉细数。复查精液常规：量 3ml，液化时间 45 分钟，密度 23.75（百万 /ml），总活率 62.85%，总活力 54.30%，A 级 22.45%，B 级 31.85%，C 级 8.55%，D 级 37.15%。予二诊方去天花粉、郁金，30 剂，煎服法同前。嘱女方监测排卵并指导双方同房时间，不适随诊。

2021 年 9 月 9 日（四诊）：患者服药后无不适，阴囊潮湿、睾丸胀闷不适症状基本消失，纳眠可，二便可，舌红，苔薄白，脉弦有力。复查精液常规：量 3.5ml，液化时间 25 分钟，密度 25.25（百万 /ml），总活率 67.15%，总活力 56.20%，A 级 25.65%，B 级 30.55%，C 级 10.95%，D 级 32.85%。予二诊方去天花粉、郁金，30 剂，煎服法同前。嘱女方监测排卵并指导双方同房时间，不适随诊。

9月15日，患者来电告知妻子已怀孕。

【医案按语】患者婚后1年一直未避孕未育，且妻子各项检查均未见明显异常，查精液常规示精液不液化性不育症。患者平素喜久坐、喜烟酒，现有口干口苦，心烦易怒，有阴囊潮湿，纳眠可，小便色黄，大便黏腻不爽，舌红夹瘀斑，苔黄腻，脉细数。经四诊合参，辨证当属湿热瘀结、内生浊毒证。

精液不液化多由阳气不足、热邪津伤、瘀血阻络、痰湿内蕴等所致。阳气不足，气化功能失常，精液得不到温煦，所谓"得温而行，得寒而凝"，加之阳气不足，易生寒湿、瘀血、痰浊等病理产物，也影响精液液化；饮食不节，喜食肥甘厚味、辛辣刺激之品，蕴生湿热，损伤脾胃，脾失运化，痰湿之邪无以运化，或外感湿邪，郁久化热，湿热下注精室，熏蒸精室，伤阴耗津，虚实之热，灼烧精液，致使精液黏稠成块不散，或久病致瘀，败精阻于精室，湿热瘀阻久而化生浊毒，浊毒相合阻遏气机，损伤阳气，使气化失常，致精液难以液化；浊毒黏滞难化，多缠绵难愈，久病及肾，使精液不液化。《素问·阴阳应象大论》曰："阳化气，阴成形。"明代张介宾认为："阳动而散，故化气；阴静而凝，故成形。"阴阳互根互用，若阳气不足，气化功能失常，无阳则阴无以化，精液凝聚不散而成形。因此，在精液不液化的治疗上，林老总体以扶正祛邪为主，攻补兼施，根据病情需要，适当配伍补肾助阳以促气化之品，故本案主方选自拟促液化散。

促液化散为林老独创的经验方。方中茯苓、黄柏为君药，其中茯苓既扶正又能祛邪，黄柏善清泻下焦湿热，二药合用功在清热、健脾、利湿。黄芩善清上焦湿热，龙胆善泻肝胆之火，车前子、苦参导大小肠之湿热，莲心善攻心火（上药合用则祛一身之实火），茜草、赤芍散瘀凉血活血，土茯苓清热解毒除湿热，萆薢、石菖蒲祛湿、分清化浊，共为臣药。白茅根、益母草善清血分之热，其中白茅根兼利水，益母草兼活血通经，共为佐药。益智仁、乌药温暖下焦，助阳化气，防止方中药性过于寒凉，同时二者可引药入肾；热邪耗气，湿瘀之毒易阻遏气机，略加此等助阳化气之药，往往可增强疗效。全方标本兼顾，寒温并用，清补结合。诸药合用，使清浊分、湿热去、脉络通，共奏清热化浊、助阳化气、种嗣衍宗之功，助精液正常液化。

【医案加减】患者有口干口苦，故予天花粉清热泻火、生津止渴；有心烦易怒，故予郁金行气解郁、清心凉血；有阴囊潮湿，故予川楝子疏肝行气泄热；伴有睾丸胀闷不适，故予橘核理气散结止痛，鸡血藤活血止痛活络。

第二章

男性性功能障碍

案一　阳　痿

【医案初诊】陈某，男，30岁，海南海口人，2021年3月5日因"阴茎勃而不坚6个月余"就诊。患者诉半年前因工作压力大，情绪波动较大后出现阴茎勃而不坚，坚而不久，导致夫妻性生活不和谐。

现症见：情绪低落，精神不振，神疲乏力，无晨勃及夜间勃起，时有阳事不举，举而不坚，易痿软，多数难以完成同房，一遇房事便心生紧张，并时有腰背部酸痛，性欲减退，怕冷，四肢冰凉，纳眠差，记忆力减退，大便时干时稀。舌暗紫，苔薄白，脉弦滑。

体查：外生殖器未见异常。前列腺液常规示卵磷脂小体（+++），WBC 0～5个/HP；血浆性六项（一）；生殖器B超未见明显异常。

【西医诊断】阴茎勃起功能障碍。

【中医诊断】阳痿。

【医案证型】肝郁肾虚证。

【医案治则】疏肝益肾，振阳起痿。

【医案主方】振阳起痿汤加减。

【医案药物】柴　胡15g　　枳　实15g　　甘　草10g　　阳起石15g
　　　　　　炒白芍30g　　蜈　蚣1条　　蛇床子20g　　锁　阳15g
　　　　　　淫羊藿30g　　仙　茅20g　　桂　枝10g　　酸枣仁20g

【药物服法】7剂，水煎服，1剂/d，早晚饭后半小时各温服150ml。同时辅以心理疏导，嘱患者勿过分思虑、过度劳累。

【医案复诊】2021年3月12日（二诊）：患者服药后无不适，睡眠改善，仍有腰背部酸痛，性欲减退，有晨勃，硬度一般，情绪不佳，兴致不高，时有心神不宁感，食欲一般，大便稀较前缓解。舌暗紫，苔薄白，脉弦滑。予前方加制远志 15g、茯神 15g、盐杜仲 20g、露蜂房 10g，14 剂，煎服法同前，不适随诊。

2021 年 3 月 26 日（三诊）：患者服药后无不适，腰酸乏力较前明显改善，勃起硬度较前改善，胃纳可，睡眠可，大便通畅。舌稍暗，苔薄白，脉弦有力。予二诊方加九香虫 10g，14 剂，煎服法同前。嘱患者行性行为疗法。

2021 年 4 月 9 日（四诊）：患者服药后无不适，精神可，已无腰酸乏力症状，勃起硬度可，有晨勃，已完成 1 次同房，较前满意，胃纳可，睡眠可，大便通畅。舌红，苔薄白，脉弦有力。予三诊方 14 剂，巩固疗效，煎服法同前。嘱患者坚持户外锻炼，适当进行性行为疗法。

【医案按语】男性勃起功能障碍又称"阳痿"，临床以勃而不举、举而不坚、坚而不久为主要表现。对于男性而言，特别忌讳。因目前社会及家庭生活压力与日俱增，男性一旦出现不适症状，很快便产生恐惧、忧郁、焦虑等症状，继而加重病情。古人多认为阳痿的病位有肾，病性多虚、多寒。

情志变化既是阳痿发生的易患因素，也是促成因素。肝气不疏而郁，肝郁则条达功能失调，肝虚不能温养心气，则表现为血亏和生气不强、心血和心阳以及心神衰弱之象，而肝肾同源，肾得不到帮助，久之则导致虚证，最终出现肾虚引起阳痿。故在辨证基础上，方用经典名方四逆散加蛇床子、阳起石、锁阳，适当加入九香虫、露蜂房、蜈蚣等血肉有情之品。

方中柴胡入肝经，升发阳气，疏肝解郁，为君药；白芍敛阴养血柔肝，与柴胡合用，以补养肝血，条达肝气，可使柴胡升散而无耗伤阴血之弊，与温肾壮阳之蛇床子、阳起石、锁阳合而为臣药；佐以枳实理气解郁，与白芍相配，又能理气和血，使气血调和；使以甘草，调和诸药，健脾和中。辅以血肉有情之品，如九香虫、露蜂房、蜈蚣等，既能疏肝行气解郁，还能温补肾阳，兼活血化瘀之功，可直达宗筋，其效倍增。

【医案加减】如患者伴有尿频尿急症状，考虑合并慢性前列腺炎，予加六一散（滑石、甘草）清热利湿通溺道，土茯苓、败酱草清热解毒除湿；伴有口干口渴，同时是糖尿病患者，予加天花粉清热生津止渴。

案二 早 泄

【医案初诊】苏某，38 岁，海南澄迈人，于 2022 年 4 月 15 日因"射精时间短 2 年"就诊。

初诊症见：2 年前因尿频急在外院就诊，诊断为慢性前列腺炎，经治疗后症状反复，随后出现射精时间短，常一触碰便射精或插入即射，勃起硬度较前减退，晨勃及夜间勃起减少，伴尿频、12 次 /d，尿急、小便刺痛及尿道口灼热，多饮水未缓解，时有尿不尽感，夜尿 1～2 次，易乏力，腰膝酸软，纳可，眠差，易醒，醒后难眠，大便稀溏、3～4 次 /d。舌淡红，苔黄腻，脉沉细。

既往史：患者有长期手淫史。

【西医诊断】早泄。

【中医诊断】早泄。

【医案证型】肾虚不固，热扰精室。

【医案治则】补肾固精，清热安神。

【医案主方】金锁固精丸合酸枣仁汤加减。

【医案药物】

金樱子 15g	芡 实 15g	莲 须 15g	龙 骨 30g
牡 蛎 30g	莲 子 30g	土茯苓 20g	败酱草 20g
石榴皮 10g	五味子 15g	桑螵蛸 20g	酸枣仁 20g
川 芎 10g	甘 草 5g	茯 苓 15g	知 母 10g

【药物服法】7 剂，水煎服，1 剂 /d，早晚饭后半小时各温服 150ml。同时辅以心理疏导，嘱适当行性行为疗法。嘱患者勿过分思虑、过度劳累，勿憋尿，饮食宜清淡。

【医案复诊】2022 年 4 月 23 日（二诊）：自诉服药后，尿频急好转，已无尿道刺痛感，偶感尿道灼热，晨勃较前增多，未同房，大便稀好转，睡眠稍改善，但入睡难，舌淡红，苔黄腻，脉沉细。予前方加炙远志 10g、茯神 30g，14 剂，煎服法同前。

2022 年 5 月 7 日（三诊）：自诉服药后同房 1 次，可维持 3 分钟射精，无尿频及尿道刺痛感，大便正常，睡眠改善，舌红苔黄，脉有力。予二诊方，14 剂，巩固疗效，煎服法同前。

1 个月后随访，患者射精时间正常。

【医案按语】该患者长期手淫，损耗肾精，加之患慢性前列腺炎时间较久，未及时纠正，邪气入侵较久，气血损耗，进一步加重肾虚，致使出现尿频急、射精快、腰膝酸软乏力等表现。基于脾肾同源，肾虚影响脾胃，导致脾虚出现大便稀溏，加上脾虚日久，湿热化生，下移膀胱，导致膀胱气化无权，出现尿道灼热、刺痛等尿路症状。

对于早泄,林老选方立药以金锁固精丸为基本方。方中金樱子补肾固精,为君药;莲子补肾涩精,芡实益肾固精,莲须固肾涩精,三药合用,以助君药补肾固精之力,共为臣药;龙骨、牡蛎咸寒益阴,收敛固涩、重镇安神,土茯苓、败酱草清精室之热,石榴皮、五味子敛肠止泻,桑螵蛸补肾缩尿止遗,共为佐药;配合酸枣仁汤安神。诸药合用,既能涩精,又能补肾,标本兼顾,以涩为主。本方集固肾涩精药于一方,以涩精为主,以补肾益精为辅,标本兼顾,专为肾虚不固、热扰精室导致早泄者而设。

【医案加减】若伴有情志不遂,肝气不疏,气机郁结,血行不畅,气滞血瘀,败精阻窍,精道瘀阻,应化瘀通精窍,行气活血,使精道畅通,常于原方基础上加桃仁、红花、赤芍、牛膝等。

案三　不射精症

【医案初诊】张某,29 岁,海南琼海人,于 2019 年 4 月 15 日因“同房无精液射出 2 年”就诊。

初诊症见:患者同房性交时不能射精 2 年,无性快感,性欲差,勃起可,偶自慰时有射精感觉,平素工作压力大,心情易低落,常久坐久站,会阴偶有不适,尿频急,偶有尿道灼热感。舌暗红,苔黄,脉弦涩。

否认既往有附睾炎、腮腺炎等病史。无不洁性生活史,性激素及生殖系彩超未见异常。

【西医诊断】不射精症。

【中医诊断】精闭。

【医案证型】肝郁血瘀证。

【医案治则】疏肝理气,活血通窍。

【医案主方】四逆散合通管方(王不留行＋路路通＋通草)加减。

【医案药物】炒柴胡 10g　　白　芍 20g　　炒枳实 15g　　败酱草 20g

路路通 20g　　通　草 10g　　王不留行 15g　　穿山甲粉 3g^{冲服}

丝瓜络 10g　　鸡血藤 20g　　蜜麻黄 10g　　土茯苓 20g

炙甘草 5g

【药物服法】7 剂,水煎服,1 剂 /d,早晚饭后半小时各温服 150ml。同时辅以心理疏导，嘱适当行性行为疗法。嘱患者勿过分思虑、过度劳累，勿憋尿，饮食宜清淡。

【医案复诊】4月21日（二诊）：患者诉服药后性欲增强，尿频急改善，无既往焦虑抑郁，同房1次，挤压龟头可见少量精液流出，偶感心神不宁，大便稍稀。予前方加炙远志10g、石榴皮15g，继服14剂，用法同前。

5月5日（三诊）：患者诉服药后同房2次，均有射精感，可见精液流出，量少、色黄、较黏稠，但自我感觉较前好转。予二诊方加浮小麦20g、夏枯草20g，继服30剂，巩固疗效，用法、调护同前。

1个月后电话随访，已正常进行性生活，每次射精均有快感，见少量精液射出。

【医案按语】不射精症的治疗多从肝入手。"主闭藏者肾也，司疏泄者肝也。"肝经也循行阴器，主管人体的生理疏泄。该患者出现不射精后，时常处于焦虑忧郁状态，影响了肝的正常疏泄功能，形成慢性病症。肝主疏泄，调畅全身气机。肝失疏泄，影响机体气化运动，易引起气血不调，经络不畅，导致人体功能障碍，继发多种病证。肝气郁结可引起局部胀满或疼痛，日久则形成血瘀、水湿、痰饮等病理产物。肝失疏泄，排精不畅而精闭。情志不舒，肝气郁结则气血运行不畅，久则生瘀，瘀血阻于精窍局部血脉，则精窍开阖失司，精液不能外泄；瘀血阻于精窍，则精窍闭塞，精液无路可泄。

因此，对于不射精症，治疗上主以四逆散加减。四逆散具有疏肝解郁、调畅气机之功效。四逆散中，柴胡善疏肝解郁，其气主升；枳实行气降逆，性善下行；白芍长于柔肝疏肝；炙甘草益气扶脾。柴胡与枳实，一升一降，升降气机，共奏升清降浊之功。柴胡疏肝，白芍敛阴养血柔肝，可使气血和调。炙甘草补中益气、扶土兼能抑木，与其他诸药共成疏肝理气解郁之功，故四逆散为疏肝解郁之祖方。配合土茯苓、败酱草清热祛湿、散瘀止痛，通草清热利尿，王不留行活血通经、利尿通淋，路路通祛风活络、利水通经，丝瓜络通络活血、清热解毒，穿山甲活血散结、通经活络，鸡血藤活血、补血、通络。麻黄性味辛散，能温经通窍，所含麻黄素又有兴奋中枢的作用，可以加强性冲动，使射精中枢更快达到高潮点，促进精窍筋脉收缩而达到加速排精的目的，但高血压、冠心病患者禁用。此方药简力专，共奏活血通经、养血清热之效，并且祛瘀与养血同施，使活血而无耗血之虑，加之重用通络之药，瘀血得去，使络通血行以治本。诸药合用，对治疗精索静脉曲张也具有显著疗效。

【医案加减】如存在心神失养者，可养神益精，加用制远志、茯神、五味子；阳事不兴者，可补肾温阳，加仙茅、巴戟天。

第三章

前列腺疾病

案一　急性前列腺炎

【医案初诊】陈某，32岁，海南东方人，于2022年5月13日因"尿频、尿急伴发热3天"就诊。

初诊症见：患者3天前饮醉酒及吃烧烤后出现上症，高热寒冷，最高体温39.2℃，尿频、15次/d，尿急，小便刺痛及尿道口灼热，小便色黄，夜尿3～5次，会阴部及双侧腹股沟处胀闷不适，腰部牵拉感，脐周胀，食欲较差，难入寐，大便干，舌红苔黄腻，脉滑数。

实验室检查：尿常规示白细胞酯酶(+++)，白细胞(+++)，隐血(++)；血常规示白细胞计数15×10^9/L，中性粒细胞百分数85%；泌尿系彩超示前列腺回声不均，前列腺轻度肿大。

【西医诊断】急性前列腺炎。

【中医诊断】精浊。

【医案证型】湿热内蕴。

【医案治则】清热利湿通淋。

【医案主方】六一散加减。

【医案药物】
滑　石10g	甘　草10g	黄　柏20g	车前子15g^{包煎}
白　果10g	山　药20g	薏苡仁15g	芡　实15g
灯心草10g	桑螵蛸10g	酸枣仁20g	柏子仁10g

【药物服法】7剂，水煎服，1剂/d，早晚饭后半小时各温服150ml。同时辅以心理疏导，嘱患者忌辛辣饮食，忌海鲜、饮酒，忌行房事。

【医案复诊】5月20日（二诊）：诉无明显尿频、尿急，小便刺痛及灼热感消失，脐周胀闷感减轻，服药后热退，未再发热，会阴部及双侧腹股沟处胀闷感消失，小便现清长，舌红苔黄，脉滑。为巩固疗效，再予前方14剂，煎服法同前。

【医案按语】本案属典型的急性前列腺炎，病因与患者饮酒及嗜食辛辣相关，证属湿热内蕴。过度的饮酒及辛辣饮食会加重脾胃负担，出现脾胃功能失常，输布失司，造成水湿困脾，继发中焦湿热，下移膀胱及前列腺，引发上症。

针对该病，林老主张以六一散为主方。六一散是清暑热、利湿热之名方，能上清水源，下利膀胱水道，除三焦内蕴之热，使从小便而出，邪热自解。方中滑石味淡性寒，质重而滑，淡能渗湿，寒能清热，重能下降，滑能利窍，少佐甘草和其中气，并可缓和滑石寒性，再配伍易黄汤清化湿热，直达病所，辅以薏苡仁健脾除湿，灯心草引药入膀胱，桑螵蛸止尿频，酸枣仁安神，柏子仁润肠泄热。诸药合用，共奏清热利湿、健脾通淋之功。

【医案加减】如局部盆腔区域疼痛较剧，可加地龙，配伍止痛四君子（川芎、延胡索、郁金、香附）；如持续发热，可配柴胡、葛根、黄芩、石膏、水牛角，加强退热之力。

案二　慢性前列腺炎

【医案初诊】许某，39 岁，海南定安人，于 2021 年 8 月 3 日因"尿频、尿急 1 个月"就诊。

初诊症见：尿频、15 次 /d，尿急、排尿不畅，小便刺痛及尿道口灼热，多饮水未缓解，小便色黄，时有尿不尽感，夜尿 2～3 次，会阴部及双侧腹股沟处稍不适，小腹时有胀闷不适，阴囊潮湿，易周身出汗。近期出现性欲下降，乏力，腰膝酸软，勃起硬度较前欠满意，纳眠一般，食欲较差，易有饱闷感，大便稀溏、3～4 次 /d，舌红苔黄腻，脉滑。

【西医诊断】慢性前列腺炎。

【中医诊断】精浊。

【医案证型】肾虚，湿热蕴结。

【医案治则】清热祛湿，固肾止浊。

【医案主方】易黄汤合六一散加减。

【医案药物】　山　药 15g　　芡　实 15g　　黄　柏 15g　　车前子 15g^{包煎}
　　　　　　　白　果 10g　　生苡仁 15g　　黄　芪 20g　　牛大力 20g

牛　膝 15g　　杜　仲 15g　　甘　草 10g　　金银花 15g

通　草 6g　　滑　石 10g

【药物服法】7 剂,水煎服,1 剂 /d,早晚饭后半小时各温服 150ml。同时辅以心理疏导,嘱患者忌辛辣饮食,忌海鲜、饮酒,忌行房事。

【医案复诊】8 月 10 日(二诊):患者诉尿频、尿急改善,小便刺痛及灼热感消失,会阴部及阴囊潮湿缓解,小腹胀闷感减轻,大便次数较前减少,但仍有勃起功能不佳。舌红苔黄稍腻,脉滑。予前方去白果,加仙茅 10g、阳起石 10g,7 剂,煎服法同前。

8 月 17 日(三诊):患者诉尿频、尿急症状明显改善,勃起硬度较前好转。纳眠可,大便调,舌红苔薄黄,脉滑。予二诊方,生苡仁减至 10g,加炒麦芽 20g、淫羊藿 15g,7 剂,煎服法同前。

8 月 24 日(四诊):患者诉不适症状消失,性欲好转,勃起硬度恢复较好,余无不适,纳眠可,二便调,舌红苔薄白,脉滑缓。予三诊方,14 剂,巩固疗效。

【医案按语】本案为典型的慢性前列腺炎,且肾虚湿热蕴结之证明显。究其原因,主要是前列腺归属"精室"范畴,而"肝足厥阴之脉……循股阴,入毛中,过阴器,抵小腹",故肝的疏泄正常与否与精室的病理生理息息相关。当前生活节奏较快,男性工作压力较大,久之易导致肝气不疏,气机郁滞,加上烟酒无度、嗜食辛辣膏粱厚味,致脾失健运,酿生湿热,而"伤于湿者,下先受之"(《素问·太阴阳明论》),故湿热之邪循肝经下移,导致肝经湿热侵袭精室,湿热日久,灼伤肾阴,继而出现小便淋沥涩痛等表现,且肾阴亏虚,阴损及阳,阳虚则气化失常,膀胱开合失度,出现小便频数等症。这与《傅青主女科》中对带下病的论述不谋而合——"妇人有带下而色黄者,宛如黄茶浓汁,其气腥秽,所谓黄带是也。夫黄带乃任脉之湿热也"。因带脉通于任脉,而任脉起于胞中,下出于会阴,经阴阜沿腹部正中线上行,走于唇齿;唇齿之间原有不断之泉下贯于任脉以化精,使任脉无热气之扰;一旦热邪存于下焦,则津液不能化精,反化湿也。且任脉与肾相通相济,肝之化火与脾之生湿,湿与热相合,灼伤肾阴,使其"欲化红而不能,欲返黑而不得,煎熬成汁,因变为黄色矣"。因此,男女之病,无论在病因、病机上,都有其相似之处,不能分而治之。

基于此,男女异,异在经带胎产,而藏象一致,女疾男病,同属阴阳八纲，而治法则一；当从"异病同治"角度论治慢性前列腺炎，即当慢性前列腺炎证属肾虚湿热下注时，效仿《傅青主女科》治疗带下病之法，主张应用易黄汤治疗，取其清热祛湿、固肾止浊之功。因此，该患者的治疗也是选用易黄汤为主，配伍六一散。易黄汤中重用山药、芡实补脾益肾，为君药；白果收涩止浊，兼除湿热，为臣药；黄柏、车前子清热祛肾火，使湿邪有出路，为佐药。加薏苡仁，增强化湿之力；六一散合金银花清化热气；通草、牛膝引热下行，引邪从小便出；黄芪、牛大力补虚，鼓邪外出。诸药合用，共奏清热祛湿、固肾止浊之效。再辅以仙茅、阳起石、淫羊藿等改善勃起功能。主次症兼顾，较大程度缓解患者的不适。

【医案加减】如患者伴有下腹部、会阴部、双侧阴囊及腹股沟区疼痛，可加入止痛四君子（川芎、延胡索、郁金、香附）。

案三 前列腺增生

【医案初诊】孟某，男，62 岁，海南文昌人，2022 年 3 月 12 日因"进行性排尿困难 2 年，加重 1 周"就诊。患者诉 2 年前从岗位退休后，一直处于焦虑烦躁状态，时常嗳气，之后不久便出现排尿欠畅，尿线变细，夜尿频多，曾在当地诊所自行抓药口服，效果不佳，更是加重自身担忧。近 1 周来，因照顾孙子日夜颠倒，睡眠不好，导致排尿症状逐渐加重。

就诊时症见：神志可，精神差，尿频急，白天小便 20 余次，有尿不尽感，尿线变细，偶有尿道刺痛，夜尿次数增多（4～5 次 / 夜），伴有膀胱区及腰骶部酸胀痛，纳眠差，大便干。近期体重无明显变化。舌体胖大、边有齿痕，舌质红偏紫暗，苔薄黄，脉弦细。

既往史：否认糖尿病、高血压、心脏病等慢性病病史，否认手术、外伤史，否认药物、食物过敏史。

肛门指检：前列腺 I 度增生，表面高低不平，中央沟变浅。

辅助检查：泌尿系彩超示前列腺大小约 55mm×50mm×32mm，内部回声欠匀，膀胱残余尿量 85ml。

【西医诊断】前列腺增生。

【中医诊断】癃闭。

【医案证型】肝郁脾虚。

17

【医案治则】疏肝健脾，利水通闭。

【医案主方】四逆散加减。

【医案药物】柴　胡15g　枳　实15g　甘　草10g　炒白芍30g

　　　　　　郁　金15g　鸡内金30g　桑螵蛸20g　黄　芪30g

　　　　　　滑　石10g　灯心草10g　制首乌15g

【药物服法】7剂，水煎服，1剂/d，早晚饭后半小时各温服150ml。同时辅以心理疏导，嘱患者忌辛辣饮食，忌海鲜、饮酒，宜多徒步运动。

【医案复诊】3月19日（二诊）：患者诉服药后无不适，心情较前舒畅，纳食及睡眠改善，尿频、尿急、尿痛等症状明显减轻，夜尿减少为2～4次，膀胱区及腰骶部仍有酸胀感不适，排便较前好转。舌质红偏紫暗，苔薄黄，脉弦细。予前方加川芎10g、香附15g、延胡索15g，因照顾孙子不便，给予开14剂，水煎服，2次/剂，饭后温服。

4月3日（三诊）：患者诉服药后无不适，尿频、尿急、尿痛症状已不明显，夜尿1～2次，偶有腰骶部坠胀感，纳食可，眠可，大便可。舌质红偏暗，苔薄白，脉弦细。为巩固疗效，继予二诊方14剂，用法同前。嘱服完药后至医院复查膀胱残余尿量。

2周后电话回访：排尿顺畅，无尿频急，彩超示膀胱残余尿量35ml。

【医案按语】本案为典型的前列腺增生，证属肝郁脾虚。良性前列腺增生是指由于多种因素导致的前列腺良性增生，表现为前列腺体积增大和下尿路功能障碍，属中医"癃闭"范畴。"癃闭"之名见于《黄帝内经》，并对本病有着相关阐述。如《素问•标本病传论》谓："膀胱病，小便闭。"《素问•宣明五气》谓："膀胱不利为癃，不约为遗溺。"《灵枢•本输》云："三焦者……实则闭癃，虚则遗溺，遗溺则补之，闭癃则泻之。"本病临床特点为，早期以尿路刺激症状为主，常表现为尿频、尿急、夜尿次数增多等；后期以尿路刺激症状和尿路梗阻症状并存为主，常表现为尿频、尿急、夜尿增多、尿无力、尿不尽感、尿线变细、排尿困难、尿潴留等。对于良性前列腺增生的治疗，主要从肾、脾、肺、膀胱入手；针对病因，予以温补脾肾、温阳利水，宣肃肺气，使膀胱气化水行，则阳气得以宣通，水精得以四布，水饮得以利化，小便得以通利，以恢复正常身体功能。

该患者因退休后焦虑、烦躁，致肝疏泄不利，肝失条达，循宗器不利，滋养之力不足，影响正常生理功能。根据五行相生相克定律（如"见肝之病，知肝传脾，当先实脾"）可知，肝病久则脾必虚，脾虚则气血生化乏源，从而出现乏力、纳差、大便干结等表现，且脾阳不足，脾气虚弱，运化无力，不能收摄，而致膀胱失于约束，导致溺不得出。因此，方选四逆散加减。四逆散具有调和肝脾，透邪解郁，疏肝理脾之功效。初诊方中，柴胡升发阳气，疏肝解郁，透邪外出，鸡内金健脾消食，二者合为君药；白芍敛阴养血柔肝，与柴胡合用，以补养肝血，条达肝气，可使柴胡升散而无耗伤阴血之弊；郁金疏肝解郁，行气止痛，与白芍共为臣药；佐以枳实理气解郁，泄热破结，与白芍相配，又能理气和血，使气血调和，桑螵蛸补肾助阳，黄芪增强膀胱气化之力，制首乌调补肺肾之气，滑石、灯心草清热利尿；使以甘草，调和诸药，益脾和中。诸药合用，共奏疏肝健脾、利水通闭之功。

　　【医案加减】如患者同时伴有勃起功能障碍，可加振阳起痿汤。

第四章

睾丸、附睾与精索疾病

案一 睾丸鞘膜积液

【医案初诊】符某，男，20 岁，海南乐东人，2021 年 6 月 7 日因"左侧阴囊肿胀伴隐痛 3 个月"就诊。患者诉 3 个月前偶然发现右侧阴囊肿胀，伴隐痛，自觉有下坠感，手按如触小囊，无尿频、尿急、尿痛，未予重视，未行任何治疗，而后阴囊肿胀逐渐加剧，如乒乓球大小，且行走时阴囊隐痛不适，到外院就诊诊断为"左睾丸鞘膜积液"，建议行手术治疗，但患者因畏惧刀圭之苦，今为求中医药治疗，特来门诊诊治。

现症见：患者左侧阴囊肿胀不适，伴有睾丸隐痛，有尿频、尿急，无尿痛及肉眼血尿，有腰膝酸软、倦怠乏力，食欲一般，睡眠可，大便溏。舌淡胖、有齿痕，苔白，脉沉细。

查体：左侧阴囊肿胀如乒乓球大小，触之感圆滑柔软。阴囊表面呈光亮皮色，透光试验阳性。

辅助检查：阴囊睾丸附睾彩超示左侧阴囊明显增大，睾丸鞘膜腔见分离性液性暗区，内透声好，考虑睾丸鞘膜积液（范围约 40mm × 30mm）。尿常规示尿白细胞（++），白细胞酯酶（++），隐血（−）。

【西医诊断】左侧睾丸鞘膜积液。

【中医诊断】水疝。

【医案证型】脾肾气虚，水湿停滞证。

【医案治则】健脾祛湿，温肾利水。

【医案主方】五苓散加减。

【医案药物】

猪 苓 20g	茯 苓 20g	白 术 15g	泽 泻 15g
桂 枝 10g	橘 核 10g	黄 芪 20g	延胡索 15g
郁 金 10g	香 附 10g	鸡血藤 15g	土茯苓 15g

败酱草 10g　　川棟子 10g　　川　芎 10g

【药物服法】14 剂，水煎服，1 剂 /d，早晚饭后半小时各温服 150ml。嘱其勿久站，勿过度提重物，勿过度劳累。

【医案复诊】2021 年 6 月 21 日（二诊）：患者服药后无不适，左侧阴囊、睾丸胀痛不适较前稍减轻，尿频、尿急较前改善，腰膝酸软、倦怠乏力较前好转，食欲一般，睡眠可，大便稍溏。舌淡胖、有齿痕，苔白，脉沉细。予前方 14 剂，煎服法同前，不适随诊。

2021 年 7 月 5 日（三诊）：患者服药后无不适，左侧阴囊、睾丸胀痛不适较前明显减轻，尿频、尿急症状已基本消失，腰膝酸软、倦怠乏力较前明显好转，食欲可，睡眠可，大便可。复查阴囊睾丸附睾彩超示左侧阴囊稍增大，睾丸鞘膜腔见分离性液性暗区，内透声好，考虑睾丸鞘膜积液（范围约 23mm×15mm）。尿常规示尿白细胞（-），白细胞酯酶（-），隐血（-）。舌淡胖、稍有齿痕，苔白，脉细。予二诊方去土茯苓、败酱草，30 剂，煎服法同前，不适随诊。

2021 年 8 月 5 日（四诊）：患者服药后无不适，左侧阴囊、睾丸胀痛基本消失，已无腰膝酸软、倦怠乏力不适，食欲可，睡眠可，大便可。查体：阴囊部透光试验阴性，双侧阴囊已基本对称。复查阴囊睾丸附睾彩超示阴囊、双侧睾丸及附睾未见明显异常。舌淡红，苔薄白，脉弦细。予三诊方去郁金、川棟子、香附，7 剂，巩固疗效，煎服法同前，不适随诊。

【医案按语】患者症状、查体及阴囊睾丸附睾彩超均提示睾丸鞘膜积液，症见左侧阴囊肿胀不适，伴有睾丸隐痛，有尿频、尿急，无尿痛及肉眼血尿，有腰膝酸软、倦怠乏力，食欲一般，睡眠可，大便溏。舌淡胖、有齿痕，苔白，脉沉细；经四诊合参，辨证当属脾肾气虚，水湿停滞证。

本病与脾、肾二脏密切相关，乃肾虚气化失司、脾虚失于健运，水湿之邪积聚，留滞阴囊而成。先天不足，肾虚则气化失司，三焦的气机不利，气不行津，水停则气阻，津液停滞于体内，且水蓄下焦，聚于阴器，可形成水疝；后天失调，脾失健运，水湿下注，聚于囊中，可发为水疝。本案患者肾气不足，脾失健运，水湿停滞，水蓄下焦，聚于阴囊之中而发病；治疗上应辨证与辨病相结合，故应以健脾祛湿、温肾利水为总则，处方用药以五苓散为基础方。

五苓散出自《伤寒论》，具有健脾祛湿、温阳化气行水功效，通过健脾利水之药以达渗湿之效；脾主运化水湿，脾气散精，转输周身以布散津液。古书有云："诸湿肿满，皆属于脾。"通过健脾，使脾气健运，气能生津且行津，可使局部瘀滞之水液得以布散，恢复人体津液的正常输布。且《素问·逆调论》云："肾者水脏，主津液。"肾乃先天之本，脾为后天之本，二者相互资生，脾气健则滋养肾气，肾气得脾气之滋养则可通过蒸腾气化以调节水液代谢及输布。

方中泽泻、茯苓、猪苓甘淡渗湿，畅利水道，使水湿之邪从下而出；桂枝辛温，温命门之火，促进膀胱的气化功能，鼓动肾气，又能助脾气升腾，使肾阳蒸动，助水津运行，则小便自利；白术苦温，健脾胜湿；加橘核加强行气作用；加黄芪以助健脾祛湿作用。全方不凉不燥，共奏健脾祛湿、温肾利水、温阳化气之功。且现代医学研究证实，五苓散具有利尿、促进血液循环等作用，可恢复脾运化水湿的功能，纠正水液失衡。可见，林老在选方立药的过程中，针对本病患者体质特点及病理产物，通过对中医经方及辨证之法的运用，在清除病理产物的同时兼顾患者自身的机体特点，祛邪而不伤正，使邪有出路，顾护正气之用。

【医案加减】患者伴有尿频、尿急症状，尿常规示尿白细胞（++），白细胞酯酶（++），隐血（-），考虑合并泌尿道感染，予加土茯苓、败酱草清热解毒除湿；有左侧阴囊及睾丸区胀痛不适，予加林老自拟诸痛方（延胡索、郁金、香附、川芎）行气止痛，同时配合引经药橘核理气散结止痛，再加鸡血藤活血止痛活络。

案二 精索静脉曲张

【医案初诊】许某，男，29 岁，海南文昌人，2021 年 10 月 11 日因"左侧腹股沟区胀痛 1 年，加重 1 个月"就诊。患者诉 1 年前无明显诱因出现左侧腹股沟区胀痛不适，疼痛感在久坐、久站后更为明显，可自行缓解，未予重视，未行治疗。1 个月前患者左侧腹股沟区胀痛明显加重，今为求中医药治疗，特来门诊诊治。

现症见：左侧腹股沟区胀痛，疼痛放射至会阴区，阴囊潮湿，尿频尿急，小便涩痛不适，性功能正常，纳眠可，大便可；舌暗红，苔黄，脉弦涩。

查体：双侧睾丸大小及质地未见异常，无触痛，左侧阴囊内扪及迂曲静脉团块。

辅助检查：尿常规未见明显异常；前列腺液常规未见明显异常；阴囊、睾丸及附睾彩超示左侧精索静脉曲张（Ⅱ度），左侧精索静脉最大内径为3mm。

【西医诊断】左侧精索静脉曲张。

【中医诊断】筋瘤。

【医案证型】瘀血阻络证。

【医案治则】活血通络，养血清热。

【医案主方】自拟通管孕育散加减。

【医案药物】败酱草10g　路路通10g　通　草6g　王不留行10g
　　　　　　丝瓜络10g　鸡血藤10g　郁　金15g　延胡索15g
　　　　　　香　附10g　滑　石20g　灯心草10g　川楝子10g
　　　　　　川　芎10g

【药物服法】14剂，水煎服，1剂/d，早晚饭后半小时各温服150ml。嘱其勿久站久坐，勿过度提重物，勿过度劳累。

【医案复诊】2021年10月25日（二诊）：患者服药后无不适，左侧腹股沟区胀痛较前好转，会阴区疼痛不适感明显减轻，阴囊潮湿、尿频尿急、小便涩痛不适较前明显缓解，纳眠可，大便可；舌暗红，苔薄黄，脉弦涩。予前方14剂，煎服法同前，不适随诊。

2021年11月8日（三诊）：患者服药后无不适，左侧腹股沟区胀痛明显减轻，偶有会阴区隐痛不适，阴囊潮湿、尿频尿急、小便涩痛基本消失，纳眠可，大便可；舌红，苔薄黄，脉弦滑。复查阴囊、睾丸及附睾彩超示左侧精索静脉曲张（Ⅰ度），左侧精索静脉最大内径为2.3mm。予二诊方去滑石、灯心草，14剂，煎服法同前，不适随诊。

2021年11月22日（四诊）：患者服药后无不适，左侧腹股沟区胀痛基本消失，无会阴区隐痛不适，排尿顺畅，无尿频、尿急、尿痛，纳眠可，大便可；舌淡红，苔薄白，脉弦细。复查阴囊、睾丸及附睾彩超提示未见明显异常。予三诊方去郁金、川楝子、香附，7剂，煎服法同前，不适随诊。

【医案按语】患者症状、查体及阴囊睾丸附睾彩超均提示左侧精索静脉曲张。患者左侧腹股沟区胀痛，疼痛放射至会阴区，阴囊潮湿，尿频尿急，小便涩痛不适，性功能正常，纳眠可，大便可；舌暗红，苔黄，脉弦涩；经四诊合参，辨证当属瘀血阻络证。

精索静脉曲张的基本病机是瘀血阻络，如王清任《医林改错》所载"青筋暴露非筋也，现于皮肤者血管也，血管青者，内有瘀血也"。本病源于气血瘀滞，不通则痛，多因先天不足、肾精亏虚，加之后天饮食不节、情志不畅、劳力过度导致气机紊乱，气血不畅致瘀血内停，停滞于经脉，阻遏脉络，日久则筋脉结聚，发为筋瘤。治疗上应辨证与辨病相结合。林老除了注重运用活血化瘀之法，同时辅以清热养血之药，此乃对疾病发生发展的整个过程的干预措施，使瘀祛络通，瘀祛新血生，瘀祛热清，亦是治未病思想的体现；故应以活血通络、养血清热为总则，处方用药为自拟通管孕育散加减。本案中患者因局部经络瘀堵，气血运行不畅，不通则痛，故腹股沟区及会阴区胀痛；日久化热，入于下焦，致阴囊潮湿、尿频尿急、小便涩痛。

方中败酱草清热解毒、散瘀止痛，通草清热利尿，王不留行活血通经、利尿通淋，路路通祛风活络、利水通经，丝瓜络通络活血、清热解毒，鸡血藤活血、补血、通络。此方药简力专，共奏活血通经、养血清热之效，并祛瘀与养血同施，使活血而无耗血之虑，同时重用通络之药，则瘀血得去，经通痛止，使络通血行以治本。诸药合用，对治疗精索静脉曲张具有显著疗效。

【医案加减】患者有左侧腹股沟区及会阴区胀痛不适，予加林老自拟诸痛方（延胡索、郁金、香附、川芎）活血行气止痛；伴有阴囊潮湿、尿频尿急及小便涩痛症状，辅以滑石清热祛湿、利尿通淋，灯心草清热降火、利尿通淋。

案三 慢性附睾炎

【医案初诊】麦某，男，25 岁，海南陵水人，2021 年 4 月 8 日因"左侧阴囊内肿胀疼痛 3 个月，再发加重 3 天"就诊。患者诉 3 个月前无明显诱因出现左侧阴囊内肿胀疼痛，疼痛难忍，立位时明显加重，伴寒战、发热等全身症状，到当地医院住院治疗，诊断为"左侧附睾炎"，予以相关治疗（具体不详）2 周后症状好转出院。出院后左侧附睾处时有不适，在当地多处诊所予以中西医结合治疗均未见改善。3 天前因参加朋友聚会，嗜食辛辣食物及饮酒过多，隔日自感左侧阴囊内肿胀疼痛明显加重，为求中医药治疗，特来门诊诊治。

现症见：左侧附睾处坠胀疼痛，向左侧腹股沟及大腿内侧放射，久站或久坐后明显加重，伴小腹胀满、尿频、尿急、尿不尽，易烦躁焦虑，纳差，夜寐不安，小便色黄，大便如常，舌红，苔黄腻，脉弦涩。

查体：左侧附睾轻度肿大，稍硬，可触及硬结，有轻压痛，右侧睾丸及附睾未见明显异常。

辅助检查：血常规未见明显异常；前列腺液常规示白细胞5～10个/HP，卵磷脂小体（++）；阴囊、睾丸及附睾彩超示左侧附睾尾部低回声结节，考虑附睾炎。

【西医诊断】慢性左侧附睾炎。

【中医诊断】子痈。

【医案证型】痰瘀互结，余邪未尽证。

【医案治则】化痰散结，祛瘀止痛。

【医案主方】枸橘汤合二陈汤加减。

【医案药物】
枸 橘30g	秦 艽10g	陈 皮10g	炒川楝子10g
防 风10g	赤 芍15g	泽 泻30g	法半夏10g
茯 苓20g	丹 参30g	蒲公英20g	生龙骨30g^{先煎}
夏枯草30g	甘 草10g	炒麦芽30g	生牡蛎30g^{先煎}

【药物服法】14剂，水煎服，1剂/d，早晚饭后半小时各温服150ml。嘱其勿久站久坐，多饮水，戒酒，忌辛辣之品及温燥之品（如羊肉、狗肉等）。

【医案复诊】2021年4月22日（二诊）：患者服药后无不适，左侧附睾处坠胀疼痛较前减轻，左侧腹股沟及大腿内侧放射疼痛明显缓解，久站或久坐后仍有不适，小腹胀满、尿频尿急、尿不尽症状基本消失，仍有易烦躁焦虑，胃纳一般，夜寐不安，小便色黄，大便正常，舌红，苔黄腻，脉弦滑。辅助检查：前列腺液常规示白细胞0～5个/HP，卵磷脂小体（+++）；阴囊、睾丸及附睾彩超示左侧附睾尾部低回声结节，考虑附睾炎可能。予前方加合欢皮10g、茯神30g、鸡血藤30g，14剂，煎服法同前，不适随诊。

2021年5月6日（三诊）：患者服药后无不适，左侧附睾处坠胀疼痛较前明显减轻，左侧腹股沟及大腿内侧放射疼痛基本消失，易烦躁焦虑较前改善，胃纳可，眠可，小便色淡黄，大便正常，舌红，苔薄黄，脉弦滑。予二诊方14剂，煎服法同前，不适随诊。

2021年5月20日（四诊）：患者服药后无不适，左侧附睾处坠胀疼痛较前明显减轻，胃纳可，眠可，小便正常，大便正常，舌淡红，苔薄白，脉弦细。辅助检查：阴囊、睾丸及附睾彩超示未见明显异常。予三诊方去合欢皮、茯神、鸡血藤，14剂，巩固疗效，煎服法同前，不适随诊。

之后随访告知，诸症消失，恢复较好。

【医案按语】患者症状、查体及阴囊睾丸附睾彩超均提示左侧附睾炎。本案患者既往存在慢性附睾炎及慢性前列腺炎病史，由于此前治疗不彻底，疾病尚未痊愈，近期病处常有不适，加上过食辛辣炙热刺激之品，导致本病加重。

患者长期存在慢性炎症，实乃内生之邪长聚不散所致，痰饮日久，则见附睾肿大、有硬结等表现；瘀血久而不去，则见附睾区域压痛等表现；痰瘀互结，有形之邪长聚瘀于体内，扰乱身体正常的生理功能，扰其心神则出现烦躁、焦虑、失眠等情绪表现，困其脾胃则见纳差、小腹胀满等表现。

痰瘀互结是慢性附睾炎迁延反复的主要因素，痰瘀相互作用，恶性循环，易使气血津液运化失常，脏腑功能失调，使得疾病常迁延难愈，且本病的病理产物主要为痰饮和瘀血，因此治疗上应以消散之法去有形之物，主张以化痰祛瘀散结为治。不仅要紧扣该病的主要特点，还要着重调理人体内瘀积的病理产物，通过化痰散结祛瘀之法，驱除病理产物，使邪有出路。用药主以益气健脾、消散活血之品，以复其正气，致使脏腑安和，气血循常，疾病即愈。因此，林老在治疗上主要针对慢性附睾炎所出现的病理变化进行诊疗，同时结合《外科证治全生集》中治疗子痈的经验（未成脓者，枸橘汤主之），选枸橘汤为主方。

枸橘汤具有活血行气、消痰软坚之功，合用化痰名方二陈汤，以加强化痰散结之功。方中枸橘、川楝子疏肝理气，行气分之郁滞，为君药；半夏、陈皮理气行滞、燥湿化痰，共为臣药；赤芍、丹参活血通瘀，行血分之瘀邪，茯苓、泽泻增强活血除湿功效，蒲公英、生龙骨、生牡蛎软坚散结，防风、秦艽止痛消胀通络，均为佐药；以甘草为佐使，健脾和中，调和诸药。诸药相合，可增强化痰散结祛瘀之力，使其疗效显著。

【医案加减】患者有易烦躁焦虑、胃纳差、夜寐不安等表现，辅以合欢皮解郁安神、活血消肿，茯神宁心、安神、利水；有左侧附睾区、腹股沟区、大腿内侧区域坠胀疼痛，予加鸡血藤活血止痛活络。

第五章

男科杂病

案一　男性乳腺发育

【医案初诊】李某,男,16岁,海南临高人,2021年3月2日因"发现双侧乳房逐渐增大年余"就诊。患者1年前无明显诱因出现双侧乳房渐进性增大,呈女性形态,无疼痛及其他不适感觉。2个月前于外院诊断为"男性乳腺发育",遂劝其行手术治疗,但患者因畏惧刀圭之苦而来门诊寻求中医药治疗。

现症见:患者平素无特殊不适,双侧乳房增大,无疼痛,偶有烦躁易怒,无心慌胸闷,胃纳稍差,睡眠一般,小便正常,大便溏。舌体胖大、边有齿痕,舌淡红、苔白腻,脉弦细滑。

查体:肥胖体型,双侧乳房呈女性形态,双侧乳头、乳晕下触及盘状或结节状肿块,如半球状,边界清楚,质地中等硬度,边缘光滑,有一定的移动性,与胸壁无粘连,无压痛及肿胀感;双侧腋下未触及淋巴结肿大;双侧睾丸发育正常。

辅助检查:乳腺彩超示双侧乳腺(男性)腺体层增厚,考虑男性乳腺发育可能[双侧乳腺乳头下方可见少部分腺体,右侧腺体层厚约5.0cm,左侧腺体层厚约5.3cm,内部回声不均匀,彩色多普勒血流成像(CDFI)未见明显异常血流信号];生殖器彩超(-);性激素六项(-);甲状腺功能五项(-);脑垂体MRI(-)。

【西医诊断】男性乳腺发育。

【中医诊断】乳病。

【医案证型】肾虚肝郁,脾虚气滞,痰凝血瘀证。

【医案治则】滋肾疏肝,健脾行气,化痰祛瘀。

【医案主方】三甲二陈汤合四逆散加减。

【医案药物】鳖　甲 15g^{先煎}　生龙骨 30g^{先煎}　生牡蛎 30g^{先煎}　柴　胡 15g
　　　　　　炒白芍 15g　　郁　金 15g　　陈　皮 10g　　法半夏 15g
　　　　　　茯　苓 30g　　丹　参 30g　　枳　壳 10g　　橘　络 10g
　　　　　　甘　草 5g　　　炒麦芽 30g

【药物服法】14 剂，水煎服，1 剂 /d，早晚饭后半小时各温服 150ml。嘱其清淡饮食，忌辛辣之品及温燥之品（如羊肉、狗肉等）。

【医案复诊】2021 年 3 月 16 日（二诊）：患者服药后无不适，烦躁易怒较前改善，胃纳一般，睡眠一般，小便正常，大便溏。舌体胖大、边有齿痕，舌淡红，苔白，脉弦细滑。予前方加石榴皮 15g、防风 10g、白术 15g、合欢皮 10g，14 剂，煎服法同前，不适随诊。

2021 年 3 月 30 日（三诊）：患者服药后无不适，自觉双侧乳房较前明显缩小，心情舒畅，胃纳可，睡眠可，二便可。舌体稍胖大，舌淡红，苔薄白，脉弦稍滑。查体：肥胖体型，双侧乳房较前明显缩小，双侧乳头、乳晕下触及少许结节状肿块，边界清楚，质地稍软，边缘光滑，有 一定的移动性，与胸壁无粘连，无压痛及肿胀感。辅助检查：乳腺彩超示双侧乳腺（男性）腺体层增厚，考虑男性乳腺发育可能（双侧乳腺乳头下方可见少部分腺体，右侧腺体层厚约 1.5cm，左侧腺体层厚约 1.2cm，内部回声不均匀，CDFI 未见明显异常血流信号）。为巩固疗效，予二诊方去石榴皮、防风、白术、合欢皮，14 剂，煎服法同前，不适随诊。

之后随访告知，诸症消失，恢复较好。

【医案按语】患者症状、查体及乳腺彩超均提示男性乳腺发育。男性乳腺发育的病因病机复杂多样。明代医家陈实功所撰《外科正宗》指出："男子乳节与妇人微异，女损肝胃，男损肝肾。"清末医家余听鸿所编《外证医案汇编》谓："乳中结核，虽云肝病，其本在肾。"

林老主张本病病位在乳络，但与肾、肝、脾三脏之间生理功能相互协调密切相关。在中医学中，基于乳房部位脏腑络属，男子乳头属肝、乳房属肾。本病病因病机可归结为肾精不足，冲任失调，精血匮乏，无以涵养肝木，致其气不舒，气滞血瘀结于乳络；或肝郁克脾，脾失健运而致气血不畅，气滞痰凝结于乳络。因此，本病以肾虚肝郁为本，脾虚痰瘀为标。

林老遵其病因病机主要从肾、肝、脾三脏入手，治予滋补肝肾以补其虚损，健运脾气以通行气血，开散痰瘀以分化乳癖。此法重在求本而不遗治标，使得体内肝肾得补，脾气得健，痰瘀得散，以恢复人体正常功能。

至于本案，患者为青少年男性，在天癸渐至时期，因素体先天肾精不足致冲任气血失衡，气血匮乏无以养肝，使得肝之疏泄失职，气机郁滞，久而瘀阻于乳络而致病；或肝郁乘脾，脾失健运而致气机紊乱，痰湿瘀阻，血行不畅，气滞痰凝血瘀结于乳络而致病。在治疗上根据病症辨证论治，采取标本同治之法。

方中鳖甲、生龙骨、生牡蛎均入肝肾经，其中鳖甲可滋补肝肾阴精之不足，生龙骨可平肝潜阳以安神，生牡蛎可潜阳敛阴以涩精，三药合用亦可增其咸化软坚散结之功，共为君药。柴胡可疏肝解郁以调畅气机；炒白芍具柔肝抑肝，养血敛阴之效；郁金可施活血止痛，行气解郁之功；枳壳可理气宽中，行气消滞；四药合用，可建疏肝理气、活血行滞之功，共为臣药。陈皮健脾理气，燥湿化痰；茯苓健脾利水渗湿；法半夏燥湿化痰；丹参活血祛瘀；四药合用以强健脾燥湿、化痰散瘀之力，共为佐药。橘络形似乳络，可通络化痰；麦芽健脾理气，固护脾胃；甘草补脾益气化痰，调和诸药，共为使药。综观全方，方证相应，共举滋肾疏肝、健脾行气、化痰通络、消散瘀结之功，使得全身气机有序，局部经络通畅，从而乳病消散，效如桴鼓。

【医案加减】患者时有烦躁易怒、睡眠差，予加合欢皮解郁安神、活血消肿；同时伴有胃纳差、大便溏，予加防风、白术，与主方中的陈皮、白芍组成"痛泻要方"，具有调和肝脾、祛湿止泻之效，专治肝郁脾虚之泄泻，再辅以石榴皮涩肠止泻。

案二　遗　精

【医案初诊】张某，男，25岁，海南儋州人，2021年5月5日因"反复遗精3年，再发加重月余"就诊。患者诉反复遗精长达3年之久，1个月前遗精次数明显增多，为求中医药治疗，特来门诊就诊。

现症见：遗精，或滑精，或梦遗，一周平均3～5次，甚时一晚遗精可达2次，每每遗精后皆感腰部酸及双下肢无力、头晕耳鸣，平素精神萎靡，倦怠乏力，健忘，二便调，纳食可，眠差。舌淡，苔白，脉细弱。

经详细询问患者病史后得知，其手淫史长达7年。

查体：阴茎、睾丸发育正常，龟头无红肿，包皮不长，尿道外口无异常分泌物，双侧睾丸、附睾均未触及异常，双侧精索静脉无曲张。

辅助检查：尿常规（-）；前列腺液常规示白细胞 0～5 个/HP，卵磷脂小体（+++）。

【西医诊断】 遗精。

【中医诊断】 遗精。

【医案证型】 肾虚不固证。

【医案治则】 补肾益精，涩精止遗。

【医案主方】 金锁固精丸加减。

【医案药物】 沙苑子 15g　　芡　实 15g　　莲　须 15g　　生龙骨 30g^{先煎}

生牡蛎 30g^{先煎}　　莲　子 30g

【药物服法】 14 剂，水煎服，1 剂/d，早晚饭后半小时各温服 150ml。嘱其清淡饮食，规律作息，节制欲望，切勿过度劳累、耗伤心神。

【医案复诊】 2021 年 5 月 19 日（二诊）：患者服药后无不适，自诉诸症明显减轻，服药期间共遗精 2 次，仍感腰膝酸软、头晕耳鸣、倦怠乏力等不适。二便调，胃纳可，眠一般。舌淡，苔白，脉细。予前方加杜仲 30g、炙远志 10g、茯神 30g、牛大力 30g、五指毛桃 30g，14 剂，煎服法同前，不适随诊。

2021 年 6 月 2 日（三诊）：患者服药后无不适，自诉近半月来只遗精 1 次，腰膝酸软、头晕耳鸣、倦怠乏力等不适较前明显减轻。二便调，胃纳可，眠可。舌淡红，苔薄白，脉弦细。予二诊方 14 剂，以巩固疗效。

之后随访告知，诸症均消失，恢复较好。

【医案按语】 遗精属男科常见病、多发病之一，发病因素较多，且发病机制较为复杂。隋代巢元方《诸病源候论·虚劳病诸候下》曰："肾气虚弱，故精溢也。见闻感触则动肾气，肾藏精，今虚弱不能制于精，故因见闻而精溢出也。"

遗精病位在肾，与心、肝、脾密切相关。心肾功能失调，心火亢盛，而不能下交于肾，且向下耗损肾水，肾失去阴液的濡养，又难以上承于心，心肾难以互通，从而导致心肾失交；若情志不舒，郁怒而伤肝，气机郁结，郁久而化火，火邪循经下扰精室，日久成瘀，从而阻滞精道，精道不通，致使精关开启失调而精液自泄；若恣食醇酒厚味，则会损伤脾胃，使湿邪由内而生，蕴久而化热，湿热之邪下扰精室，精关失固而致遗精。故林老在治疗遗精上以"涩精止遗，补肾益精"为主，若君相火旺、心肾不交者，法当交通心肾，固守精室；若湿热下注，精关失固，应清热利湿，使精关通利；若气血瘀滞，精道不畅，治以行气活血，化瘀通精。标本兼顾，以此建立脏腑之间的联系，恢复脏腑正常的生理功能。选方立药以金锁固精丸为基本方，若伴有情志不遂，肝气不疏，气机郁结，血行不畅，气滞血瘀，败精阻窍，精道瘀阻，应化瘀通精窍，行气活血，使精道畅通，常于原方基础上加桃仁、红花、赤芍、川芎、牛膝等。《医学入门·梦遗》曰："饮酒厚味，乃湿热内郁……故遗而滑也。"若伴有脾运化失调，外感湿热，或过食醇酒厚味，内生湿热，升清功能失调，湿热之邪下扰精室，应清热化湿以通精窍，常于原方基础上加萆薢、黄柏、茯苓、石菖蒲、莲子、白术等。

本案所用主方金锁固精丸见于《医方集解》，由沙苑子、芡实、莲须、龙骨、牡蛎、莲子组成，具有补肾益精、涩精止遗的功效。方中沙苑子甘温，补肾固精，《本经逢原》谓其"为泄精虚劳要药，最能固精"，《本草汇言》谓其"补肾固精，强阳有子，不烈不燥……乃和平柔润之剂也"，故为君药；莲子补肾涩精，芡实益肾固精，莲须固肾涩精，三药合用，以助君药补肾固精之力，共为臣药；龙骨、牡蛎咸寒益阴，收敛固涩、重镇安神，共为佐药。诸药合用，既能涩精，又能补肾，标本兼顾，以涩为主。本方集固肾涩精药于一方，以涩精止遗为主，补肾益精为辅，标本兼顾，专为肾虚滑精者而设。

【医案加减】患者感腰膝酸软，头晕耳鸣，睡眠一般，予加杜仲补肝肾强筋骨、炙远志安神益智、茯神宁心安神；伴有倦怠乏力，予加牛大力补虚强筋活络、五指毛桃健脾补气行气。

案三　男性更年期综合征

【医案初诊】林某，男，58 岁，海南琼海人，2021 年 7 月 7 日因"性欲下降伴记忆力减退年余，加重 1 个月"就诊。患者 1 年前无明显诱因出现性欲下降、记忆力减退的症状，近 1 个月来上述症状逐渐加重，为求中医药治疗，特来门诊就诊。

现症见：性欲下降，记忆力减退，精神萎靡，潮热盗汗，腰膝酸软，胸胁满闷，激动易怒，心慌心悸，失眠多梦，胃纳差，眠差，二便可。舌红，苔少，脉弦细。

查体：生命体征平稳，心肺听诊未见明显异常。

辅助检查：常规心电图、心脏超声、性激素六项检查均未见明显异常。

【西医诊断】男性更年期综合征。

【中医诊断】郁证。

【医案证型】肾虚肝郁，心血不足证。

【医案治则】补肾柔肝，养心健脾，安定神志。

【医案主方】左归饮合甘麦大枣汤加减。

【医案药物】

熟　地 15g	怀山药 30g	枸杞子 30g	炙甘草 5g
茯　苓 30g	山茱萸 15g	浮小麦 30g	大　枣 10g
枳　壳 15g	炒白芍 30g	柴　胡 15g	

【药物服法】14 剂，水煎服，1 剂 /d，早晚饭后半小时各温服 150ml。嘱其保持心情舒畅，清淡饮食，规律作息，切勿过度劳累。

【医案复诊】2021 年 7 月 21 日（二诊）：患者服药后无不适，自觉稍有精神，潮热盗汗、腰膝酸软、胸胁满闷、激动易怒、心慌心悸症状较前稍有改善，胃纳一般，眠稍差，二便可。舌红，苔薄白，脉弦稍细。予前方加杜仲30g、炙远志 15g、合欢皮 10g，14 剂，煎服法同前，不适随诊。

2021 年 8 月 4 日（三诊）：患者服药后无不适，自诉性欲及记忆力有明显改善，精神可，偶有腰膝酸软及胸胁满闷症状，纳可，眠安，二便可。舌红，苔薄白，脉弦。予二诊方 14 剂，以巩固疗效。

之后随访告知，诸症均消失，恢复较好。

【医案按语】男性更年期综合征的病因病机复杂多样。《素问·阴阳应象大论》言："年四十，而阴气自半也，起居衰矣。年五十，体重，耳目不聪明矣。年六十，阳痿，气大衰，九窍不利，下虚上实，涕泣俱出矣。"《素问·上古天真论》曰："五八，肾气衰，发堕齿槁；六八，阳气衰竭于上，面焦，发鬓颁白；七八，肝气衰，筋不能动；八八，天癸竭，精少，肾脏衰，形体皆极，则齿发去。"男子在七八、八八的阶段，天癸将竭，肾气渐衰，精血不足，阴阳失调，并可累及肝、心、脾诸脏功能失调。盖肾为先天之本，内寄真阴真阳，主人体生殖、生长、发育、性事及衰老的全过程；到了更年期，由于肾精匮乏，肾气日衰，天癸渐竭，气血由盛而枯，形体由强而弱，性功能和生殖能力由旺而衰，生命即从壮年步入老年。倘若先天禀赋不足，素体亏虚，或后天淫欲过度，精血过耗，或平素起居失常，劳力过度，劳神太过，睡眠不足；或平素郁怒忧思，过喜过悲，情志内伤，均可导致本病的发生。因此，本病以肾虚肝郁为本,心脾两虚为标。

林老主张遵其病因病机从肾、肝、心、脾四脏着手论治,治予补肾填精以补其虚,柔肝疏肝以畅其机,健脾养心以安其神。此法可有标本兼治之妙,可使肾精髓海得以充盛,肝之疏泄得以畅达,心脾之神得以安定,气血筋肉得以盛实,以恢复人体正常的生理功能。

本案患者为中老年男性,因年至"七八",天癸渐衰,肾精虚损,肾中阴阳失衡,使得肝之疏泄失职,脾之运化失常,导致精血匮乏,气机紊乱,进而上扰心神,心阴不足,心失所养而致病。在治疗上当辨证论治,标本同治。

方中熟地滋养肾精,填补真阴;枸杞子滋肾补肝,养阴明目;山茱萸补益肝肾,涩精止汗;四药合用,可滋补肝肾,养阴填髓,共为君药。浮小麦养心阴,益心气,安心神,除烦热;怀山药健脾固肾益阴;柴胡疏肝解郁退热;炒白芍敛阴养血柔肝;四药合用,以增疏肝柔肝、健脾养心之气力,共为臣药。茯苓健脾宁心利水;枳壳理气宽中行滞;大枣益气和中润燥;炙甘草补益心气和中;四药合用,以建健脾理气、宽胸和中之功,共为佐使药。综观全方,配伍得当,方证相应,共奏补益肝肾、疏肝行气、健脾宁心、养心安神之效,使得机体真阴得补,气机得畅,心神得安,从而恢复机体正常功能,效如桴鼓。

【医案加减】患者感腰膝酸软,激动易怒,心慌心悸,失眠多梦,予加杜仲补肝肾强筋骨、炙远志安神益智、合欢皮解郁安神。

第六章

不孕症

案一　多囊卵巢综合征不孕症

【医案初诊】郑某，女，32 岁，海南澄迈人，2017 年 10 月 8 日因"未避孕5 年未孕"就诊。患者诉结婚 5 年以来性生活规律，从未避孕却一直未孕，既往月经不规律，经期推迟未至，3 年前曾在外院行子宫彩超示卵巢多囊状态，男方各项检查未见明显异常，精神状态良好。

现症见：患者体型肥胖，情绪紧张，心烦易怒，腰部酸痛乏力，纳可，眠差难入睡，大小便正常。舌淡苔薄，脉弦细。末次月经（LMP）2017-9-15，周期 45 天，经期 6 天结束，量少，色暗，血块。

查体：阴道及生殖器未见异常。

辅助检查：子宫彩超示多囊卵巢综合征。

【西医诊断】多囊卵巢综合征不孕症。

【中医诊断】不孕症。

【医案证型】肾精亏虚兼肝气郁结证。

【医案治则】补肾益精，疏肝理气，柔肝养血，种嗣衍宗。

【医案主方】五子助孕丸加减。

【医案药物】

枸杞子 30g	菟丝子 20g	五味子 30g	车前子 15g^{包煎}
覆盆子 15g	白　芍 15g	柴　胡 15g	枳　壳 15g
炙甘草 5g	当　归 15g	生　地 10g	淫羊藿 10g
仙　茅 10g	川　芎 10g	海螵蛸 20g	酸枣仁 10g

【药物服法】14 剂，水煎服，1 剂 /d，早晚饭后半小时各温服 150ml。同时辅以心理疏导，嘱患者放松心情，勿过分思虑、过度劳累。

【医案复诊】2017 年 10 月 22 日（二诊）：患者服药后无不适，仍有腰部酸痛，乏力稍改善，心烦易怒较前好转，睡眠未见缓解，大小便正常。舌淡苔薄,脉弦细。LMP 2017-10-20,周期提前 10 天,月经量多、色暗、血块多。予前方加桃仁 15g、红花 10g,14 剂,煎服法同前,不适随诊。

2017 年 11 月 5 日(三诊):患者服药后无不适,腰部酸痛和乏力明显缓解,睡眠改善,大小便正常,舌淡苔薄,脉弦细。目前患者属于排卵期,续用五子助孕丸 15 剂,煎服法同前。嘱患者检测排卵,并指导同房,不适随诊。

【医案按语】患者体型肥胖,情绪紧张,心烦易怒,腰部酸痛乏力,属于肾精亏虚兼肝气郁结证。五子助孕丸主要针对肾精亏虚,肝气郁结所致的排卵障碍性、多囊卵巢性不孕症。方中枸杞子补肾阴而生肾精,菟丝子健脾补肾益精,当归补血活血调经,共为君药。柴胡升发阳气,疏肝解郁;白芍敛阴养血柔肝,与柴胡合用,以补养肝血,条达肝气,可使柴胡升散而无耗伤阴血之弊;生地养血益肾填精;覆盆子温肾而不燥、固精而不凝;五味子益气补虚强阴;仙茅辛热祛寒除湿,淫羊藿辛甘长于补肾壮阳,且二药配伍,补肾壮阳,强筋健骨,祛风除湿;上药合用,共为臣药。川芎活血行气开郁,枳壳理气解郁破结,车前子清肝泄热、利水而不动气,共为佐药。炙甘草滋阴养血、益气通阳,海螵蛸涩精收湿止带,共为使药。全方不凉不燥,共奏补肾益精、疏肝理气、柔肝养血、种嗣衍宗之功。

【医案加减】患者备孕 5 年未孕,且平素月经推迟、色暗、血块多,考虑患者郁结严重导致瘀血阻滞,二诊时恰值经期,予加桃仁、红花活血化瘀,使瘀血趁势而下。

案二 黄体功能不全性不孕症

【医案初诊】王某,女,27 岁,海南东方人,2020 年 10 月 30 日因"结婚 3 年,夫妻同居未避孕未孕"就诊。患者诉结婚 3 年以来性生活规律,从未避孕却一直未孕,既往月经周期缩短,痛经,3 年前曾在外院行子宫彩超示子宫内膜异位症,男方各项检查未见明显异常,精神状态良好。

现症见:患者情绪紧张,心烦易怒,平素畏寒怕冷,经前或经期乳房胀痛,腰部疼痛乏力,纳眠可,大小便正常。舌质暗,脉弦细。LMP 2020-10-27,平时月经周期 23～28 天,经期 3 天结束,量少,色暗,有血块,痛经甚。

查体:阴道及生殖器未见异常。

辅助检查:子宫内膜异位症。

【西医诊断】黄体功能不全性不孕症。

【中医诊断】不孕症。

【医案证型】肾精亏虚兼肝气郁结证。

【医案治则】补肾益精，疏肝理气，柔肝养血，种嗣衍宗。

【医案主方】五子助孕丸加减。

【医案药物】
枸杞子 30g　菟丝子 20g　五味子 30g　车前子 15g^{包煎}
覆盆子 15g　白　芍 15g　柴　胡 15g　枳　壳 15g
炙甘草 5g　当　归 15g　生　地 10g　淫羊藿 10g
仙　茅 10g　川　芎 10g　海螵蛸 20g　鸡血藤 20g

【药物服法】14 剂，水煎服，1 剂 /d，早晚饭后半小时各温服 150ml。同时辅以心理疏导，嘱患者放松心情，1 个月后复查，勿过分思虑、过度劳累。

【医案复诊】2020 年 11 月 14 日（二诊）：患者服药后腰部疼痛缓解，考虑患者平素经前或经期乳房胀痛，经期痛经甚，予前方加延胡索 15g、郁金 15g、香附 15g，共 14 剂，日 1 剂，煎服法同前。

2020 年 11 月 29 日（三诊）：LMP 2020-11-21，量少，色暗，夹血块，痛经缓解；腰部疼痛乏力症状较前好转，乳房胀痛和痛经减轻。目前患者月经第 9 天，即将进入排卵期，应继续补肾益精、疏肝理气。续予五子助孕丸，14 剂，日 1 剂，煎服法同前；嘱咐患者排卵期检测排卵，排卵期同房。

2020 年 12 月 13 日（四诊）：患者自诉排卵期同房，腰部疼痛明显较前好转，乳房胀痛基本好转，纳眠可，大小便正常。患者临近经期未行经，续予五子助孕丸合寿胎丸，10 剂，日 1 剂，煎服法同前。嘱咐患者如经期推迟做尿妊娠试验。

2020 年 12 月 23 日（五诊）：患者自诉月经推迟，尿妊娠试验（+），嘱咐查子宫彩超，继续予寿胎丸，继续服用至孕 12 周，随访至妊娠。

孕期平稳，生下一女儿。

【医案按语】本案是典型的黄体功能不全性不孕症。患者心烦易怒，畏寒怕冷，经前或经期乳房胀痛，腰部疼痛乏力，平素月经周期 23～28 天、尚规律，经期量少，色暗、夹血块，伴痛经甚。结合全身症状，证属肾精亏虚兼肝气郁结证。治当补肾益精，疏肝理气，柔肝养血，种嗣衍宗。

五子助孕丸主要针对肾精亏虚，肝气郁结所致的排卵障碍性、多囊卵巢性不孕症。方中枸杞子补肾阴而生肾精，菟丝子健脾补肾益精，当归补血活血调经，共为君药。柴胡升发阳气，疏肝解郁；白芍敛阴养血柔肝，与柴胡合用，以补养肝血，条达肝气，可使柴胡升散而无耗伤阴血之弊；生地养血益肾填精；覆盆子温肾而不燥、固精而不凝；五味子益气补虚强阴；仙茅辛热祛寒除湿，淫羊藿辛甘长于补肾壮阳，且二药配伍，补肾壮阳，强筋健骨，祛风除湿；上药合用，共为臣药。川芎活血行气开郁，枳壳理气解郁破结，车前子清肝泄热、利水而不动气，共为佐药。炙甘草滋阴养血、益气通阳，海螵蛸涩精收湿止带，共为使药。全方不凉不燥，共奏补肾益精、疏肝理气、柔肝养血、种嗣衍宗之功。

【医案加减】本案是典型的黄体功能不全性不孕症，经期量少，色暗、夹血块，伴痛经甚，予加鸡血藤，具有活血补血、调经止痛、舒筋活络的作用。

案三 薄型子宫内膜不孕症

【医案初诊】王某，女，29 岁，海南文昌人，2019 年 8 月 3 日因"未避孕 4 年未孕"就诊。患者诉结婚 4 年以来性生活规律，从未避孕却一直未孕，既往月经不规律，经期推迟未至，经量少，经色淡红，经期偶有少腹疼痛，伴轻微腰骶酸痛。既往 B 超示子宫附件未见异常。子宫输卵管造影提示双侧输卵管通畅。曾多次行 B 超卵泡及内膜厚度监测，发现排卵后子宫内膜厚度均未达 7mm；黄体期血清雌二醇（E_2）、孕酮（P）水平正常。男方检查精液未见异常，性生活正常。

现症见：患者体型偏瘦，心烦易怒，腰部酸痛乏力，纳少，食后易腹胀，眠差，多梦易醒，大便干、难解、2～3 天 / 次，小便正常。舌红，苔薄白，脉弦细。LMP 2019-7-28，周期 45～50 天，经期 5 天结束，量少，色淡。

【西医诊断】薄型子宫内膜不孕症。

【中医诊断】不孕症。

【医案证型】肾精亏虚兼肝气郁结证。

【医案治则】补肾益精，疏肝理气，柔肝养血，种嗣衍宗。

【医案主方】五子助孕丸加减。

【医案药物】枸杞子 30g　　菟丝子 20g　　五味子 30g　　车前子 15g^包煎

覆盆子 15g　　白　芍 15g　　柴　胡 15g　　枳　壳 15g

炙甘草 5g　　当　归 15g　　生　地 10g　　淫羊藿 10g

　　仙　茅 10g　　川　芎 10g　　海螵蛸 20g　　紫河车 5g

　　厚　朴 10g　　酸枣仁 20g

【药物服法】14 剂，水煎服，1 剂 /d，早晚饭后半小时各温服 150ml。同时辅以心理疏导，嘱患者放松心情，勿过分思虑、过度劳累。

【医案复诊】2019 年 8 月 17 日（二诊）：患者服药后无不适，腰酸乏力稍改善，经量稍增多，色淡红，食后腹胀减轻，睡眠较差、难入睡，大便通畅。舌淡红，苔白，脉弦细。予前方加茯神 15g、远志 15g，14 剂，煎服法同前。嘱患者继续 B 超监测卵泡及内膜厚度，不适随诊。

　　2019 年 9 月 1 日（三诊）：患者服药后无不适，腰酸乏力明显改善，食后腹胀症状基本消失，睡眠明显改善，大便通畅。舌淡红，苔薄白，脉弦。（2019-08-19）复查子宫 B 超提示优势卵泡直径达到 20mm，子宫内膜厚度 8mm。予二诊方 14 剂，巩固疗效，煎服法同前，不适随诊。

　　2019 年 9 月 15 日（四诊）：患者服药后无不适，诉 9 月 9 日月经来潮时，经量较前明显增多，色红，已无腰酸乏力症状，睡眠可，大小便正常。舌淡红，苔薄白，脉弦有力。予三诊方 14 剂，巩固疗效，煎服法同前。嘱患者继续监测排卵并指导双方同房时间，不适随诊。

　　10 月 27 日患者来电告知已怀孕。嘱患者勿劳累，安心养胎。

【医案按语】五子助孕丸主要针对肾精亏虚、肝气郁结所致的排卵障碍性、多囊卵巢性不孕症。方中枸杞子补肾阴而生肾精，菟丝子健脾补肾益精，当归补血活血调经，共为君药。柴胡升发阳气，疏肝解郁；白芍敛阴养血柔肝，与柴胡合用，以补养肝血，条达肝气，可使柴胡升散而无耗伤阴血之弊；生地养血益肾填精；覆盆子温肾而不燥，固精而不凝；五味子益气补虚强阴；仙茅辛热祛寒除湿，淫羊藿辛甘长于补肾壮阳，且二药配伍，补肾壮阳，强筋健骨，祛风除湿；上药合用，共为臣药。川芎活血行气开郁，枳壳理气解郁破结，车前子清肝泄热、利水而不动气，共为佐药。炙甘草滋阴养血、益气通阳，海螵蛸涩精收湿止带，共为使药。全方不凉不燥，共奏补肾益精、疏肝理气、柔肝养血、种嗣衍宗之功。

【医案加减】患者内膜薄、经量少，故予紫河车血肉有情之品，补气养血益精；伴腹胀，故予厚朴下气除满；伴有睡眠差，故加酸枣仁、茯神、远志，养心安神。

案四　高催乳素血症性不孕症

【医案初诊】柯某，女，27岁，已婚，2020年11月20日因结婚3年，夫妻同居未避孕而未怀孕3年。现病史：患者13岁月经初潮，平素月经2个月一行，经期3~5天，量少，色暗红，有少量血块，伴有经前乳房胀痛和经期腹胀痛。曾服用黄体酮胶囊治疗2个月，治疗后有月经来潮。现停经50天，LMP 2020-10-01，尿人绒毛膜促性腺激素（hCG）（−）。患者平素情绪紧张，喜叹息，心烦易怒，腰酸痛乏力，纳可，眠差，二便调。舌暗红，苔薄白，脉弦细。子宫彩超示子宫、双附件未见异常。甲状腺功能正常，丈夫精液正常，头颅磁共振成像（MRI）未见异常。女性激素六项示催乳素偏高。查体：乳房有泌乳。

【西医诊断】高催乳素血症性不孕症。

【中医诊断】不孕症。

【医案证型】肾精亏虚兼肝气郁结证。

【医案治则】补肾益精，疏肝理气，柔肝养血，种嗣衍宗。

【医案主方】五子助孕丸加减。

【医案药物】

枸杞子30g	菟丝子20g	五味子30g	车前子15g^{包煎}
覆盆子15g	白　芍15g	柴　胡15g	枳　壳15g
炙甘草5g	当　归15g	生　地10g	淫羊藿10g
仙　茅10g	川　芎10g	海螵蛸20g	麦　芽30g
鸡血藤20g	酸枣仁20g	牛　膝15g	杜　仲15g

【药物服法】14剂，水煎服，1剂/d，早晚饭后半小时各温服150ml。同时辅以心理疏导，嘱患者放松心情，勿过分思虑、过度劳累。

【医案复诊】2020年12月4日（二诊）：LMP 2020-11-25，患者叹息次数较前减少，心情舒畅，腰酸痛缓解，仍有泌乳，纳可，眠差，大便正常，舌暗红，苔薄白，脉弦细。复查女性激素六项示催乳素水平较前降低。前方麦芽加至50g，酸枣仁加至30g，10剂。

2020年12月14日（三诊）：效不更方，予二诊方14剂。

按上述方法调理数月后，复查催乳素正常。2021年6月5日就诊，停经35天，LMP 2021-05-01，检测尿hCG（+）。嘱患者保持心情愉悦，给予保胎治疗。

【医案按语】患者平素情绪紧张,喜叹息,心烦易怒,腰酸痛乏力,证属肾精亏虚兼肝气郁结证,理当补肾益精、疏肝理气。五子助孕丸主要针对肾精亏虚、肝气郁结所致的排卵障碍性、多囊卵巢性不孕症。方中枸杞子补肾阴而生肾精,菟丝子健脾补肾益精,当归补血活血调经,共为君药。柴胡升发阳气,疏肝解郁;白芍敛阴养血柔肝,与柴胡合用,以补养肝血,条达肝气,可使柴胡升散而无耗伤阴血之弊;生地养血益肾填精;覆盆子温肾而不燥,固精而不凝;五味子益气补虚强阴;仙茅辛热祛寒除湿,淫羊藿辛甘长于补肾壮阳,且二药配伍,补肾壮阳,强筋健骨,祛风除湿;上药合用,共为臣药。川芎活血行气开郁,枳壳理气解郁破结,车前子清肝泄热、利水而不动气,共为佐药。炙甘草滋阴养血、益气通阳,海螵蛸涩精收湿止带,共为使药。全方不凉不燥,共奏补肾益精、疏肝理气、柔肝养血、种嗣衍宗之功。

【医案加减】患者催乳素水平偏高导致不孕,故加麦芽疏肝回乳,酸枣仁养心益肝、宁心安神;伴有月经量少,故加鸡血藤;腰部酸痛,故加牛膝、杜仲补肾、强筋骨。

案五　输卵管阻塞性不孕症

【医案初诊】黄某,女,29岁,2018年12月1日因"婚后2年未避孕不孕"就诊。结婚2年,夫妻同居、性生活正常,未避孕未孕。LMP 2018-11-26,经期5天,周期28~30天,经期量少,色暗红,有血块,痛经甚。

现症见:患者情绪紧张,心情郁闷,腰部酸痛无力,经期腹部痛甚,自服布洛芬缓释胶囊可缓解,排卵期少腹部闷痛不适,食纳可,二便调,舌质暗,苔薄白,脉弦细。

既往史:患者平素嗜食生冷之品,有痛经病史;2018年6月行子宫输卵管碘油造影检查示左侧输卵管通而不畅,右侧输卵管阻塞。丈夫精液常规正常。

【西医诊断】输卵管阻塞性不孕症。

【中医诊断】不孕症。

【医案证型】肾精亏虚兼肝气郁结证。

【医案治则】补肾益精,疏肝理气,柔肝养血,种嗣衍宗。

【医案主方】五子助孕丸加减。

【医案药物】枸杞子30g　菟丝子20g　五味子30g　车前子15g^{包煎}

覆盆子15g　白　芍15g　柴　胡15g　枳　壳15g

炙甘草5g　当　归15g　生　地10g　淫羊藿10g

仙　茅10g　川　芎10g　海螵蛸20g　鸡血藤20g

路路通15g　王不留行15g　通　草3g

【药物服法】14剂，水煎服，1剂/d，早晚饭后半小时各温服150ml。同时辅以心理疏导，嘱患者放松心情，勿过分思虑、过度劳累。

【医案复诊】2018年12月15日（二诊）：患者诉服药后，情绪舒畅，排卵期右侧少腹闷痛如前，舌脉如前。予前方加土茯苓20g、败酱草20g，14剂，煎服法同前。并嘱患者下次月经干净3天内复做输卵管通液术，服用后的药渣再煎泡脚。

2018年12月31日（三诊）：LMP 2018-12-24，患者经期干净第3天，双侧输卵管通液术示左侧输卵管通畅，右侧输卵管通而不畅。续守二诊方治疗1个月，煎服法同前。予老盐热敷肚脐；排卵期检测排卵，嘱下一个月经期复诊。

2019年1月25日（四诊）：月经期第1天，量少，腰部疼痛好转，经期腹部疼痛缓解。续守三诊方，14剂，每日1剂，煎服法如前。嘱月经第13天开始检测排卵。排卵期同房。

2019年2月9日（五诊）：子宫彩超示子宫内膜9mm，左侧卵泡21mm×19mm。嘱患者今晚同房，第2天补同房并超声复测卵泡。予寿胎丸15剂，每日1剂，煎服法如前。嘱患者服药结束后复诊。

2019年2月24日（六诊）：经期已至，月经未行。患者自测尿hCG阳性。嘱患者继续保胎至12周，中药予寿胎丸和四逆散治疗。

随诊至胎儿平稳，诞下一男孩。

【医案按语】患者平素情绪紧张，心情郁闷，属于肝气郁结；腰部酸痛无力，久不受孕，属肾精亏虚；嗜食生冷，损伤阳气，寒邪久稽，凝滞胞宫，故见经期腹痛，色暗，量少。证属肾精亏虚兼肝气郁结，故选五子助孕丸加减。五子助孕丸主要针对肾精亏虚、肝气郁结所致的排卵障碍性、多囊卵巢性不孕症。方中枸杞子补肾阴而生肾精，菟丝子健脾补肾益精，当归补血活血调经，共为君药。柴胡升发阳气，疏肝解郁；白芍敛阴养血柔肝，与柴胡合用，以补养肝血，条达肝气，可使柴胡升散而无耗伤阴血之弊；生地养血益肾填精；覆盆子温肾而不燥，固精而不凝；五味子益气补虚强阴；仙茅辛热祛寒除湿，淫羊藿辛甘长于补肾壮阳，且二药配伍，补肾壮阳，强筋健骨，祛风除湿；上药合用，共为臣药。川芎活血行气开郁，枳壳理气解郁破结，车前子清肝泄热、利水而不动气，共为佐药。炙甘草滋阴养血、益气通阳，海螵蛸涩精收湿止带，共为使药。全方不凉不燥，共奏补肾益精、疏肝理气、柔肝养血、种嗣衍宗之功。

【医案加减】患者左侧输卵管通而不畅，右侧输卵管阻塞，不通则痛，故见腹部疼痛，排卵期少腹部闷痛不适，因此加用通管方（王不留行＋路路通＋通草）舒经通络止痛；鸡血藤具有活血补血、调经止痛、舒筋活络的作用。

案六　排卵障碍性不孕症

【医案初诊】黄某，女，31岁，海南屯昌人，2020年6月7日因"未避孕2年未孕"就诊。患者诉结婚2年以来性生活规律，从未避孕却一直未孕，既往月经规律，经期偶有少腹疼痛，伴腰骶酸痛；既往B超示子宫附件未见异常。子宫输卵管造影提示双侧输卵管通畅。曾多次于月经第13天起监测卵泡发育，均提示最大卵泡直径＜10mm；患者激素六项正常。男方检查精液未见异常，性生活正常。

现症见：患者体型适中，心烦易怒，偶有腰部酸痛，纳眠可，偶有尿频尿急，大便正常。舌红，苔薄白，脉弦数。LMP 2020-05-25，周期28～30天，经期7天结束，量多，色鲜红，夹少量血块，伴少腹及腰骶部酸痛。辅助检查：（2020-06-06）阴道彩超监测排卵提示最大卵泡直径8mm。

【西医诊断】排卵障碍性不孕症。

【中医诊断】不孕症。

【医案证型】肾精亏虚兼肝气郁结证。

【医案治则】补肾益精，疏肝理气，柔肝养血，种嗣衍宗。

【医案主方】五子助孕丸加减。

【医案药物】枸杞子30g　　菟丝子20g　　五味子30g　　车前子15g^{包煎}

　　　　　　覆盆子15g　　白　芍15g　　柴　胡15g　　枳　壳15g

　　　　　　炙甘草5g　　　当　归15g　　生　地10g　　淫羊藿10g

仙　茅10g　　川　芎10g　　海螵蛸20g　　鸡血藤20g
土茯苓15g　　败酱草15g

【药物服法】14剂，水煎服，1剂/d，早晚饭后半小时各温服150ml。同时辅以心理疏导，嘱患者放松心情，勿过分思虑、过度劳累。

【医案复诊】2020年6月21日（二诊）：患者服药后无不适，腰酸明显，手脚乏力，食欲一般，睡眠一般，大便通畅，小便黄，尿频尿急症状减轻。舌红苔白，脉弦细。予前方加杜仲15g、牛膝15g，14剂，煎服法同前，不适随诊。另嘱患者口服克罗米芬50mg/d，共5天。自月经周期的第5天开始服药。

2020年7月5日（三诊）：患者服药后无不适，诉6月23日月经来潮时，经量较前减少，色红，无血块，少腹及腰骶部酸痛较前减轻。现症见：腰酸乏力较前明显改善，睡眠可，大小便正常。舌淡红，苔薄白，脉弦。行B超监测排卵提示优势卵泡直径达20mm。指导双方同房，予二诊方14剂，巩固疗效，煎服法同前，不适随诊。

2020年7月19日（四诊）：患者服药后无不适，精神可，已无腰酸乏力症状，胃纳可，睡眠可，大小便正常。舌淡红，苔薄白，脉弦有力。予三诊方14剂，巩固疗效，煎服法同前，不适随诊。

7月25日患者来电告知已怀孕，嘱患者勿劳累，安心养胎。

【医案按语】五子助孕丸主要针对肾精亏虚、肝气郁结所致的排卵障碍性、多囊卵巢性不孕症。方中枸杞子补肾阴而生肾精，菟丝子健脾补肾益精，当归补血活血调经，共为君药。柴胡升发阳气，疏肝解郁；白芍敛阴养血柔肝，与柴胡合用，以补养肝血，条达肝气，可使柴胡升散而无耗伤阴血之弊；生地养血益肾填精；覆盆子温肾而不燥，固精而不凝；五味子益气补虚强阴；仙茅辛热祛寒除湿，淫羊藿辛甘长于补肾壮阳，且二药配伍，补肾壮阳，强筋健骨，祛风除湿；上药合用，共为臣药。川芎活血行气开郁，枳壳理气解郁破结，车前子清肝泄热、利水而不动气，共为佐药。炙甘草滋阴养血、益气通阳，海螵蛸涩精收湿止带，共为使药。全方不凉不燥，共奏补肾益精、疏肝理气、柔肝养血、种嗣衍宗之功。

【医案加减】患者偶有尿频尿急症状伴经期腹痛，故加土茯苓、败酱草清热解毒除湿，加鸡血藤养血活血、祛瘀止痛；伴腰酸乏力明显，故加杜仲、牛膝，增强全方的补肾、强筋骨之效。

第七章

月经病

案一 月经先期

【医案初诊】文某，女，29岁。2019年6月28日初诊。患者月经先期年余，月经每个月均提前7～8天。LMP 6月15日，量多，颜色淡红，行经10日，经期乳房胀痛、少腹痛，生气时尤为明显。平素倦怠乏力，纳差、眠差、便溏，伴形体消瘦，面色萎黄，四肢不温。舌淡，苔薄白，脉弦细。

【西医诊断】异常子宫出血。

【中医诊断】月经先期。

【医案证型】心脾两虚型。

【医案治则】益气养心，健脾摄血。

【医案主方】归脾汤加减。

【医案药物】
白　术15g	党　参30g	黄　芪15g	当　归20g
炙甘草5g	茯　神10g	远　志15g	酸枣仁15g
龙眼肉15g	生　姜3片	大　枣10g	木　香10g^{后下}
女贞子15g	墨旱莲15g	柴　胡10g	白　芍20g
枳　实10g	牛大力30g		

【药物服法】7剂，水煎服，1剂/d，2次/d，早晚饭后半小时温服。

【医案复诊】2019年7月5日（二诊）：服药后无不适，倦怠乏力、纳差、经期胀痛等症状较前好转。续服7剂，月经来潮未提前，行经7天，量正常，色淡红。

随访1年无复发。

【医案按语】本案证属心脾两虚，气血不足。《景岳全书》记载："若脉证无火，而经早不及期者，乃其心脾气虚，不能固摄而然。"脾主统血，脾虚则统摄无权，经血失于统摄而妄行，故出现月经先期、量多。脾失健运，气血生化不足，加之月经先期已年余，且月经量多，气血必虚，故表现为倦怠乏力、纳差、形体消瘦、面色萎黄等一系列症状。患者经期胀痛、少腹痛，则是由于平素情志不调，肝郁气滞所致。

方中黄芪甘温，补脾益气；龙眼肉甘温，归心、脾经，可补益心脾，养血安神，共为君药。党参、白术、茯神、炙甘草，取意四君，配黄芪，以助补脾益气之功。当归补血，酸枣仁宁心安神，与龙眼肉并用，养心安神之力更强。茯神养心安神，远志安神益智、交通心肾；佐以木香理气醒脾，意在使补益气血之药补而不滞。生姜、大枣调和脾胃。诸药合用，益气养心，健脾摄血。

【医案加减】二至丸中，女贞子、墨旱莲均可滋补肝肾；牛大力甘平补虚，可治疗肝肾不足，月经量多。该患者经期乳房胀痛、少腹痛，生气时尤为明显，此为肝郁气滞，故加四逆散以条达肝气。

案二 月 经 后 期

【医案初诊】苏某，女，34 岁，2019 年 10 月 20 日初诊。月经推迟年余，月经周期为 40～60 天，LMP 9 月 22 日，血压 130/70mmHg，月经量少、色紫暗、有血块，经期小腹刺痛，舌暗红，苔薄黄，舌下静脉曲张，脉弦涩。伴有腰酸、口干、心烦、咽痛、疲劳。1 周前伴有外感，现已基本痊愈，但仍伴有咽痛。

【西医诊断】多囊卵巢综合征。

【中医诊断】月经后期。

【医案证型】气滞血瘀型。

【医案治则】活血化瘀，行气止痛。

【医案主方】血府逐瘀汤加减。

【医案药物】

当 归 20g	生 地 15g	桃 仁 15g	红 花 15g
枳 壳 15g	牛 膝 15g	川 芎 10g	柴 胡 10g
赤 芍 15g	甘 草 5g	桔 梗 15g	益母草 30g
泽 兰 15g	蝉 蜕 5g	金银花 15g	

【药物服法】7 剂，水煎服，1 剂 /d，2 次 /d，早晚饭后半小时温服。

【医案复诊】2019 年 11 月 1 日（二诊）：患者服药 1 周后，月经来潮并前来复诊。LMP 10 月 31 日，行经第 2 天，量适中，色暗红，有血块。已无咽痛，小腹刺痛较前减轻。舌暗红，苔薄白，舌下静脉曲张，脉弦。续服初诊方7剂，煎服法同前，不适随诊。

经治疗1个月后，月经来潮，经量正常，5天净。后巩固治疗1个月停药，回访正常。

【医案按语】患者平素压力较大，情志抑郁，肝失于条达，肝郁气滞；气行则血行，气滞则血瘀；气血瘀滞则影响月经的正常疏泄，导致月经后期。肝郁气滞，郁而化火，则郁闷、心烦；气血瘀滞不通，不通则痛，故经期小腹刺痛；月经色紫暗、有血块，舌暗红，脉弦涩，皆为血瘀的表现。

方中桃仁、红花活血化瘀，共为君药；当归、川芎养血活血，益母草、泽兰活血调经，助君药活血祛瘀；牛膝入血分，逐瘀通经，引血下行；生地甘寒，清热凉血，养阴生津；合当归以养血，使祛瘀而不伤正；合赤芍清热凉血，以清其瘀热；桔梗、枳壳一升一降，调畅气机；柴胡疏肝解郁，与桔梗、枳壳相配伍，共同疏理气机；甘草调和诸药。

【医案加减】加入益母草、泽兰，以增强活血调经的力量；该患者外感已经基本痊愈，但仍有咽痛，故加蝉蜕、金银花，以疏散风热，利咽喉。

案三　月经先后无定期

【医案初诊】冯某，女，38岁，2018年12月17日初诊。自述月经或前或后8～12天半年余，LMP 11月27日，月经量少、色暗红、有血块，腹痛，易腹泻，情绪激动时尤为明显；伴有头晕，自觉身体乏力，眠差，纳差。舌红，苔白腻，脉弦细。

【西医诊断】无排卵型功能失调性子宫出血。

【中医诊断】月经先后无定期。

【医案证型】肝郁脾弱型。

【医案治则】疏肝解郁，养血健脾。

【医案主方】逍遥散加减。

【医案药物】

白　芍 15g	柴　胡 10g	茯　苓 20g	炒白术 15g
炙甘草 5g	生　姜 3片	陈　皮 5g	薄　荷 5g^{后下}
防　风 10g	远　志 10g	益母草 30g	泽　兰 15g
石菖蒲 15g			

【药物服法】7剂，水煎服，1剂/d，2次/d，早晚饭后半小时温服。

【医案复诊】2018年12月24日（二诊）：服药后无明显不适，2天前月经来潮，LMP 12月22日，量少，色暗红，有少量血块。腹痛、腹泻较前好转，大便微溏；睡眠、食欲较前改善；舌红，苔白稍腻，脉弦。守上方，减防风、陈皮。7剂，煎服法同前，不适随诊。

2018年12月31日（三诊）：服药后无明显不适，已无腹痛、腹泻，二便调，纳可，眠可。舌淡红，苔白稍腻，脉弦细。予二诊方去益母草、泽兰，加当归15g、粗叶榕10g，7剂。煎服法同前，不适随诊。

1个月后电话随访，患者月经周期、色、量已基本正常。嘱患者按上方，每周继服3剂，巩固治疗2个月。

半年后电话随访，月经周期、量、色基本正常，未见不适。

【医案按语】患者平素情志不调，容易生气，肝气失于条达，肝气郁滞，气滞则血瘀，故月经量少、色暗红、有血块；肝木横犯脾土，脾运失常，脾不升清，故痛泻；脾失健运，水饮内停，聚而成痰，痰蒙清窍，故头晕乏力、眠差，舌苔白腻。经辨证可知，患者目前属于肝郁脾弱型，故以逍遥散加减。

方中白芍酸苦微寒，养血调经，柔肝止痛；柴胡疏肝解郁，条达肝气；柴胡与白芍相配，白芍养血补肝体，柴胡调肝助肝用，血和则肝和，血充则肝柔，此为调肝之经典配伍；木郁土衰，肝病传脾，故加茯苓、白术、炙甘草以健脾益气，非但实土以御木，且使营血化生有源；生姜辛温，温运和中，辛散达郁，发越水气，散其水饮；少许薄荷，清轻凉散，透达肝经郁热。诸药合用，疏肝解郁，养血健脾。

【医案加减】患者有腹泻，而逍遥散中的当归可润肠通便，故不宜使用；配伍益母草、泽兰以活血调经；因患者有腹痛、腹泻，故加入防风、陈皮，取痛泻要方之意，补脾柔肝，祛湿止泻；患者自觉头晕，身体乏力，眠差，舌苔白腻，故加石菖蒲、远志，以豁痰开窍，安神益智，助其睡眠。

案四 月经量少

【医案初诊】李某，女，42岁，2019年12月5日因"月经量减少半年，伴有乳房肿块"就诊。LMP 11月27日，月经量少、质稀、色暗红、有少量血块，经期伴有腰痛、乳房胀痛，行经3天。平素易烦躁、易疲劳，时有头晕，面色暗淡，纳差，便时稀，眠差。舌淡红，苔薄白，脉弱。查体：乳腺增生，右侧较明显，大小约2.5cm×2.3cm，圆形，质不硬，触痛，推之可移动。乳腺超声：右侧乳腺有一2.4cm×2.2cm包块，提示乳腺增生。

【西医诊断】乳腺增生，卵巢早衰。

【中医诊断】月经量少。

【医案证型】气血两虚型。

【医案治则】补益气血，散结消肿。

【医案主方】四君子汤合四物汤加减。

【医案药物】党　参30g　　白　术15g　　茯　苓20g　　炙甘草5g
　　　　　　熟　地20g　　白　芍15g　　当　归20g　　川　芎10g
　　　　　　鸡血藤30g　　橘　核10g　　浙　贝15g　　牡　蛎30g^{先煎}

【药物服法】7剂，水煎服，1剂/d，2次/d，早晚饭后半小时温服。

【医案复诊】2019年12月12日（二诊）：服药后无明显不适，患者精神较前好转，食欲增加，疲劳感较前减轻，仍时有腰痛。乳房胀痛较前好转，肿块缩小不明显；纳可，睡眠较前好转。舌红，苔薄白，脉弱。查体：右侧乳房可触及肿块，大小约2.3cm×2.2cm，圆形，质不硬，触痛，推之可移动。乳腺超声：右侧乳腺有一2.1cm×2.2cm包块。续服初诊方7剂，煎服法同前，不适随诊。

2019年12月28日（三诊）：服药后无明显不适，患者精神明显好转，面色较前红润，昨日月经来潮（LMP 12月27日），量较前增多，色红，无血块，乳房无胀痛；乳房肿块明显缩小，质地柔软。纳可，眠可，二便调，舌红，苔薄白，脉较前有力。嘱患者月经过后续服1个疗程以巩固疗效。

随访时，乳房未触及肿块，B超示双侧乳腺密度均匀、肿块消失，至今未复发。后以本方加减调理2个月，月经量恢复正常。

【医案按语】患者因"月经量少半年，伴有乳房肿块"就诊。月经量少、质稀、色暗红，且面色暗淡，舌淡红，苔薄白，脉弱，为气血两虚之象；平素纳差，大便时稀，脾失健运，气血生化无源，故见月经量少。故治以四君、四物，合为八珍，健运脾胃，滋补气血。患者平素易烦躁，肝气不调，气机运行不畅，痰饮结聚于乳房，形成肿块，故在消瘰丸基础上，去玄参，加鸡血藤、橘核以散结消肿。

【医案加减】由于患者大便时稀，恐玄参过于寒凉，故去之，而加活血通络的鸡血藤和理气散结的橘络,以加强散结功效。

案五 闭 经

【医案初诊】詹某,女,46岁,2018年9月10日初诊。停经半年余,LMP 2月26日,经前乳房胀痛,平素易怒。查体:右侧乳房触及肿块,大小约 2.6cm×2.4cm,圆形,质不硬,触痛,推之可移动。乳腺超声:右侧乳腺有一 2.5cm×2.3cm包块,提示乳腺增生。副乳,有子宫内膜异位症病史,有功能 失调性子宫出血病史。怕冷,食欲尚可,眠差,二便调。舌暗红、边有瘀点, 苔薄白,舌下静脉曲张,脉弦细涩。

【西医诊断】乳腺增生,卵巢早衰。

【中医诊断】闭经。

【医案证型】气滞血瘀型。

【医案治则】活血化瘀,行气散结。

【医案主方】血府逐瘀汤加减。

【医案药物】

当　归20g	生　地15g	桃　仁15g	红　花15g
枳　壳15g	牛　膝15g	川　芎10g	柴　胡10g
赤　芍15g	甘　草5g	桔　梗15g	川楝子15g
橘　核15g	延胡索15g	郁　金15g	香　附15g
酸枣仁10g	桂　枝15g		

【药物服法】7剂,水煎服,1剂/d,2次/d,早晚饭后半小时温服。

【医案复诊】2018年9月17日(二诊):服药后无不适,乳房胀痛有所 减轻,乳房肿块无明显变小;纳可,睡眠较前改善,二便调,舌暗红,舌边瘀 点减少,苔薄白,脉细涩。续服初诊方14剂,并嘱患者用老盐热敷脐部。

2018年10月9日(三诊):服药后无不适,昨日月经来潮(LMP 10月8 日),量多,色暗红,有大量血块,无乳房胀痛,情绪控制较好。舌红稍暗,苔 薄白,脉弦。怕冷症状较前减轻,纳可,眠可,二便调。嘱患者月经过后续 服初诊方1个月以巩固疗效。

随访时,乳房未触及肿块,B超示双侧乳腺密度均匀、肿块消失,至今 未复发。后复查相关指标,基本恢复正常。

【医案按语】患者停经半年,平素易怒,肝气郁结,气机不利,壅塞不通，不通则痛，故见乳房胀痛；气行则血行，气滞则血瘀，舌暗红、边有瘀点，舌下静脉曲张，脉弦细涩，为瘀血之象，故可以诊断为气滞血瘀证。患者有乳腺增生，中医认为多与肝郁痰凝有关；肝气郁结，气机不利，水液输布失常，水饮内停，聚而成痰，痰饮夹带瘀血而为有形之肿块。故选用行气活血的血府逐瘀汤加减。君以桃仁、红花活血化瘀；臣以当归、川芎养血活血，助君药活血祛瘀；牛膝可入血分，逐瘀通经，引血下行；生地甘寒，清热凉血，养阴生津；合当归以养血，使化瘀而不伤正；配赤芍清热凉血，以清其瘀热；桔梗、枳壳一升一降，调畅气机；柴胡疏肝解郁，与桔梗、枳壳相配伍，共同疏理气机；甘草调和诸药。气机得以通利，瘀血得以化解，经水自来。

【医案加减】患者乳房胀痛，平素易怒，故加川楝子、香附，以疏肝泄热；患者有乳腺增生，故加行气通络的橘核以散结，延胡索、郁金以活血行气止痛；患者睡眠质量较差，故加酸枣仁以助其睡眠；桂枝辛散温通，加强通络散结功效。

案六 痛 经

【医案初诊】蔡某，女，25岁。2020年11月19日初诊。自述经行腹痛半年余。近半年来，经前三四日至经期，少腹及乳房胀痛，呈阵发性，伴有胸闷、恶心欲吐、失眠、烦躁；疼痛剧烈时，周身汗出，四肢发凉；平素急躁易怒。昨日月经来潮（LMP 11月18日），疼痛难忍，伴恶心欲吐。

现症见：月经量少、色暗、有血块，血块下后疼痛有减轻，烦躁易怒，小腹胀痛，恶心欲吐，伴乳房、胸胁胀闷、疼痛，舌暗淡，苔薄白，脉弦细涩。

【西医诊断】原发性痛经。

【中医诊断】痛经。

【医案证型】冲任虚寒，气滞血瘀。

【医案治则】温经散寒，行气祛瘀。

【医案主方】温经汤合四逆散加减。

【医案药物】

桂 枝 15g	吴茱萸 6g	当 归 20g	川 芎 10g
赤 芍 15g	牡丹皮 15g	生 姜 3片	法半夏 15g
麦 冬 15g	党 参 30g	炙甘草 5g	阿 胶 6g^{烊化}

柴　胡 15g　　白　芍 15g　　枳　实 15g　　延胡索 15g

郁　金 15g　　香　附 15g　　川楝子 15g　　鸡血藤 30g

【药物服法】7 剂，水煎服，1 剂 /d，2 次 /d，早晚饭后半小时温服。

【医案复诊】2020 年 11 月 27 日（二诊）：自述服药后，当天晚上小腹胀痛有所减轻，余症好转，舌淡，苔薄白，脉弦涩。纳眠可，二便调。继服初诊方 7 剂，每日 1 剂，煎服法同前。

2020 年 12 月 19 日（三诊）：服药后无不适，昨日月经来潮（LMP 12 月 18 日），量中，色红，无血块，行经时未出现腹痛，诸症亦消失，舌淡红，苔薄白，脉弦。纳眠可，二便调。继服初诊方去阿胶，7 剂，每日 1 剂，煎服法同前。

随访半年，未见复发。

【医案按语】本证由冲任虚寒，气滞血瘀所致。冲为血海，任主胞胎。冲任虚寒，阴血不足，寒凝血滞，导致经脉不利，故见月经量少、色暗、有血块，少腹疼痛。故以温经汤合四逆散加减，温经散寒，养血祛瘀，疏肝行气。

方中吴茱萸辛苦热，散寒止痛；桂枝辛甘温，温通血脉；二药合用，温经散寒，行血通脉，共为君药。当归、川芎、赤芍养血调经，活血化瘀；牡丹皮既能活血祛瘀，又能清虚热；阿胶补血止血，滋阴润燥；麦冬甘寒，制约桂、萸之温燥；党参、炙甘草补脾益气；法半夏、生姜助桂、萸温经散寒。柴胡入肝胆经，疏肝解郁；白芍敛阴，养血柔肝，与柴胡合用，补肝血助肝用，恰合肝体阴而用阳之性；枳实理气解郁。诸药合用，温经散寒，行气祛瘀。

【医案加减】该患者的痛经由气滞血瘀引起，气血不通，不通则痛，故配香附、川楝子以行气，延胡索、郁金、鸡血藤以活血止痛。

案七　经　期　感　冒

【医案初诊】郑某，女，26 岁，2021 年 10 月 16 日初诊。患者自 4 个月前起，经后易感冒、易疲劳，直至月经干净，感冒症状才缓解。LMP 10 月 14 日，量中，色红，有少量血块，无痛经。现正值经期第 2 天，感冒已 2 天，鼻塞流黄涕 2 天。恶寒，微发热，鼻塞流黄涕，咽痛，流泪，腹泻，口苦咽干，欲呕吐，纳差，夜寐尚可，二便调，舌红，苔稍黄，脉浮弦。

【西医诊断】上呼吸道感染。

【中医诊断】经期感冒。

【医案证型】邪入少阳，肝脾不和。

【医案治则】和解少阳，调和肝脾。

【医案主方】小柴胡汤合痛泻要方加减。

【医案药物】

柴　胡 10g	黄　芩 12g	半　夏 15g	党　参 30g
炙甘草 5g	生　姜 3片	大　枣 10g	防　风 10g
陈　皮 5g	炒白术 15g	白　芍 15g	金银花 15g
蝉　蜕 5g	桔　梗 15g	荆　芥 10g	

【药物服法】3剂，水煎服，1剂/d，2次/d，早晚饭后半小时温服。

【医案复诊】2021年11月15日（二诊）：患者自述服药2剂后，症状明显改善，3剂后感冒已痊愈。现经期第1天，微恶寒，鼻塞流黄涕，无其他不适，舌红，苔稍黄，脉浮弦。守初诊方，续服3剂。服药后痊愈，后随访未再复发。

【医案按语】患者正值经期，经血下注，气血不足，腠理疏松，卫外不固，感受风邪，邪热内传，热与血结，血热瘀滞，疏泄失常，故寒热发作有时。方中柴胡可透少阳之邪，泄气机之郁滞，使少阳半表之邪得以疏散，为君药；黄芩清泄少阳半里之热，为臣药。柴胡与黄芩相配，一散一清，恰入少阳，以解少阳之邪。胆气犯胃，胃失和降，故佐以半夏、生姜和胃降逆止呕；党参、炙甘草、大枣相配伍，补脾益气，扶正以防肝病传脾。上药合用，以和解少阳为主，兼补胃气，使邪气得解，枢机得利，胃气调和，则诸症自除。该患者兼有腹泻，此乃肝失条达而乘脾，肝脾不和，故以痛泻要方补脾柔肝，祛湿止泻（白术燥湿健脾；白芍柔肝止痛；陈皮理气燥湿，醒脾和胃；防风鼓舞脾之清阳，并祛湿以止泻）。诸药合用，和解少阳，调和肝脾。

【医案加减】患者恶寒，微发热，鼻塞流黄涕，故配金银花、荆芥，以散风清热；咽痛，故加蝉蜕、桔梗，以利咽。

第八章
带下病

案一 细菌性阴道炎

【医案初诊】冯某,女,25 岁,海南琼海人,2021 年 4 月 15 日因"备孕"就诊。平素痛经,月经先后无定期 3～4 天、痛甚,腰酸痛。

现症见:尿频尿痛,外阴瘙痒、灼痛,阴道有灰白色样分泌物、伴有臭味,心烦易怒,口干,眠浅多梦,二便调,纳可,舌质红,苔黄腻,脉弦。

查体:阴道黏膜无充血、无出血点,无宫颈糜烂,子宫前位,无明显压痛。

腹部 B 超示子宫及附件无明显异常。白带常规示阴道 pH 5,阴道清洁度Ⅲ度,胺试验(+),滴虫(−),白细胞(+),球菌(++),线索细胞(+),支原体(−),衣原体(−)。

【西医诊断】细菌性阴道炎。

【中医诊断】带下病(阴痒)。

【医案证型】肝经郁热证(火毒湿热下注)。

【医案治则】清热解毒,疏肝理脾,利湿止痒。

【医案主方】五味消毒饮合四逆散加减。

【医案药物】

金银花 10g	野菊花 10g	蒲公英 15g	紫花地丁 8g
紫背天葵子 5g	柴 胡 6g	枳 实 6g	赤 芍 6g
炙甘草 3g	天花粉 10g	酸枣仁 15g	土茯苓 20g
败酱草 10g			

【药物服法】7 剂,水煎服,1 剂 /d,早晚饭后半小时各温服 150ml。同时注意个人卫生,勤换贴身内裤,放松心情,保持愉悦。

【医案复诊】2021 年 4 月 23 日(二诊):患者服药后无不适,仍有腰酸痛,尿频、外阴瘙痒等症状较前明显缓解,阴道分泌物减少,偶有口干口渴,食欲一般,睡眠一般,大便可。舌红,苔白,脉弦细。复查白带常规示阴道

pH 4.5，阴道清洁度Ⅱ度，胺试验（+），滴虫（-），白细胞（-），球菌（+），线索细胞（+），支原体（-），衣原体（-）。

予初诊方7剂，煎服法同前，不适随诊。

患者服用后随诊，已无明显症状。

【医案按语】患者因"备孕"就诊，查白带常规示细菌性阴道炎。经四诊合参，辨证属肝经郁热。白带多乃湿盛火衰；女子以肝为本，肝失疏泄，影响脾气，肝郁气弱，脾气受伤，热毒之气下陷，是以脾精不守，不能化荣血以为经水，反变为白带，由阴门排出。患者常居海南湿热之地，易受湿毒秽浊内侵；外邪入侵，留于体内，湿热蕴久化毒，则出现外阴瘙痒、灼痛等症状；湿邪伤及任带二脉，使任脉不固，带脉失约，湿热下注则出现阴道分泌物增多、臭秽。

林老基于热者清之、湿者利之的原则，认为本病的发生着重在于热毒炽盛，其中湿热是重要病因，湿热凝结为主要病机所在，故治疗以清热解毒、疏肝理脾、利湿止痒为主。治疗上辨证与辨病相结合，方选五味消毒饮合四逆散加减（本方为林老加减运用方，在临床运用多年，疗效甚佳）。

四逆散出自《伤寒论》，由柴胡、枳实、芍药、炙甘草组成，具有透邪解郁、疏肝理脾的功效。五味消毒饮见于《医宗金鉴》，具有清热解毒、消散疔疮的功效。现代药理研究证实，五味消毒饮具有较强的广谱抗菌作用，且能调整菌群失调，间接增强免疫力，扶正祛邪。方中金银花甘寒，归肺、胃经，可解中上焦热结，是治疗妇科炎症的良药；野菊花苦辛微寒，归心、肝经，清热解毒散结，专清肝胆之火，与金银花相配而清气分热结；蒲公英苦甘寒，归肝、胃经，清热解毒，利湿通淋，泻下焦湿热；紫花地丁苦辛寒，归心、肝经，清热解毒，与蒲公英相配而清血分之热，疏肝散滞；紫背天葵子泻三焦之火。上述五药合用，气血同清，三焦同治，开三焦热结，利湿消肿。柴胡辛苦微寒，入肝、胆经，升举阳气，疏肝解郁；赤芍苦微寒，归肝经，养血敛阴柔肝，与柴胡合用，补养肝血、条达肝气，使柴胡升散而不耗伤阴血；枳实理气解郁，泄热破结，疏畅气机，升清降浊，与赤芍相配，理气和血，调和气血；炙甘草调和诸药，健脾和中。上述四药可使邪去郁解，清阳得升，带得止。

【医案加减】患者伴口干，故加天花粉生津止渴，清热养阴。土茯苓利湿通淋，可止痒。伴眠差，加酸枣仁养心安神、生津。败酱草消痈排脓，祛瘀止痛。

案二 真菌性阴道炎

【医案初诊】胡某，女，31岁，海南三亚人，2021年11月5日因"阴道分泌物增多、白色稠厚似豆腐渣样1周"就诊。

现症见：外阴瘙痒，腰酸背痛、怕冷，泄泻4天，泻时腹痛、泻后减轻，眠浅易醒，胸闷气少，舌质淡，苔薄白，脉沉无力。既往有念珠菌性阴道炎病史。LMP 10月12日。

查体：阴道黏膜水肿、充血，无宫颈糜烂，宫颈炎。

白带常规示阴道pH 4.4，阴道清洁度Ⅲ度，真菌（++++），滴虫（-），白带上皮细胞（+），胺试验（-），白细胞（少许），红细胞（-）。

【西医诊断】真菌性阴道炎（念珠菌性阴道炎）。

【中医诊断】带下病。

【医案证型】脾虚湿胜证。

【医案治则】清热利湿，补益脾肾。

【医案主方】易黄汤合痛泻要方加减。

【医案药物】
山 药20g	芡 实20g	黄 柏8g	车前子15g 包煎
白 果10g	炒白术10g	炒白芍10g	陈 皮10g
防 风10g	牛 膝5g	柴 胡10g	石菖蒲10g
远 志10g	淫羊藿15g	仙 茅15g	

【药物服法】7剂，水煎服，1剂/d，早晚饭后半小时各温服150ml。保持卫生，勤换贴身内裤，放松心情，禁酒。若症状复发，及时随诊。

【医案复诊】2020年11月18日（二诊）：患者服药后无不适，腰酸乏力稍改善，外阴瘙痒较前明显缓解，便溏好转，食欲一般，睡眠一般，大便可。舌淡红，苔白，脉弦细。复查白带常规示阴道pH 4.5，阴道清洁度Ⅱ度，真菌（++），滴虫（-），白带上皮细胞（-），胺试验（-），白细胞（少许），红细胞（-）。初诊方去痛泻要方，14剂，煎服法同前。

患者服用后随诊，已无上述临床表现。

【医案按语】患者因"阴道分泌物增多、白色稠厚似豆腐渣样1周"就诊，查白带常规示真菌性阴道炎。经四诊合参，辨证属脾虚湿胜。患者脾气虚弱，脾失健运，影响津液的生成、输布、排泄，内生水湿，损伤冲任，使得任脉不固，带脉失约，则带下增多、泄泻。湿邪是主要致病因素，脾虚是发病之本，使得冲任湿热蕴结。脾阳根于肾阳，肾阳不足，气化失司，出现怕冷、腰膝酸软。

易黄汤出自《傅青主女科》，是治疗湿热带下的名方，具有健脾除湿、清热止带的功效。方中山药甘平、归肺脾肾经，芡实甘涩平、归脾肾经，二药相合，除湿固涩，健脾止泻，固精止带，专补任脉之虚；湿久必热，黄柏苦寒，归肾、膀胱经，清利下焦湿热；车前子甘寒，归肝、肾经，利水渗湿止泻，与黄柏相配而清肾火；白果甘苦涩平，归肺、肾经，收涩止带。上药（易黄汤）平补脾肾，清热化湿，补中有清，涩中有利，调补冲任，标本兼顾。痛泻要方源于《丹溪心法》，由白术、白芍、陈皮、防风组成。患者脾气虚弱，机体运化功能失常，"清气在下，则生飧泄"，故便溏。白术甘苦温，归脾、胃经，补气健脾，燥湿利水，利小便以实大便，减少肠道蠕动而止泻；白芍苦酸微寒，归肝、脾经，清泄火热，敛肝阴以养营血，柔肝解痉而止痛；防风辛甘微温，归肝、脾经，燥湿醒脾，解气郁而止内风，升散清阳，鼓舞胃气；陈皮辛苦温，入肺、脾经，理气健脾，燥湿化痰。四药相合，补脾胜湿而止泻，柔肝理气而止痛。

【医案加减】仙茅、淫羊藿温补脾肾，填精养血；伴眠浅易醒，加远志安神，交通心肾；伴腰酸痛，加牛膝补肝肾、强筋骨；柴胡疏肝解郁，升举阳气；伴胸闷气少，加石菖蒲开窍化痰。

案三　白带过多

【医案初诊】吴某，女，49岁，海南海口人，2021年11月25日因"白带量增多、色黄有异味、时夹血丝2周"就诊。

现病史：患者自诉阴道瘙痒，白带质稠，偶感腰酸，时有手足心发热，咽干，纳眠可，二便调，舌红少苔，脉细数。LMP 10月8日。近几个月的月经不规律，量少。

查体：阴道呈萎缩性改变，上皮皱襞消失；阴道黏膜充血，有散在小出血点。

白带常规：阴道pH 4.8，阴道清洁度Ⅲ度，真菌（−），滴虫（−），白带上皮细胞（+++），胺试验（−），白细胞（++），红细胞（−），基底层细胞（+++），脓球菌(+)。人乳头状瘤病毒(HPV)、液基薄层细胞学检查(TCT)均阴性。

【西医诊断】老年性阴道炎。

【中医诊断】带下过多(阴痒)。

【医案证型】肝肾阴虚夹湿证。

【医案治则】滋阴清热,祛湿止带。

【医案主方】知柏地黄汤加减。

【医案药物】

知　母 10g	黄　柏 10g	熟地黄 8g	山茱萸 15g
牡丹皮 15g	山　药 30g	泽　泻 12g	蛇床子 20g
地肤子 15g	天花粉 10g	茯　苓 15g	败酱草 10g
土茯苓 10g			

【药物服法】7 剂,水煎服,1 剂 /d,早晚饭后半小时各温服 150ml。嘱患者注意休息且放松心情,勤换贴身衣裤,清淡饮食。

【医案复诊】2021 年 12 月 1 日(二诊):患者服药后无不适,白带量有所减少,腰酸稍改善,阴道瘙痒较前明显缓解,无口干,食欲、睡眠、大便可。舌红,苔薄白,脉细。复查白带常规示阴道 pH 4.7,阴道清洁度Ⅱ度,真菌(−),滴虫(−),白带上皮细胞(++),胺试验(−),白细胞(+),红细胞(−),基底层细胞(++),脓球菌(±)。初诊方去天花粉、地肤子,14 剂,煎服法同前。

患者服用后随诊,已基本无临床表现。

【医案按语】患者因"白带量增多、色黄有异味、时夹血丝 2 周"就诊,查白带常规示老年性阴道炎。经四诊合参,辨证为肝肾阴虚夹湿。肾藏精,主生殖,开窍于二阴;肝脉绕阴器,主藏血;该病的发生与冲任脉及肾等脏腑密切相关。结合患者年龄,天癸将衰,肾气不足,肝肾阴虚,精血两亏,肝木燥热,无以润泽阴部,阴虚生风,阴户失养,带脉失约,湿邪下注,致使阴道瘙痒、白带量增多。

知柏地黄丸由六味地黄丸加黄柏、知母而成,具有调补肝肾、滋阴清热的功效。方中熟地黄甘微温,归肝、肾经,填精补肾,补血养阴,是补肾阴之要药;茯苓甘淡平,归心、肺、脾、肾经,健脾祛湿,利水宁心,祛邪而不伤正气,标本兼顾;山茱萸酸涩微温,归肝、肾经,补益肝肾,收敛固涩,温而不燥,补而不峻,是平补阴阳之要药;牡丹皮苦辛微寒,归心、肝、肾经,清热凉血,入血分清阴分伏热;山药甘平,归脾、肺、肾经,补脾肺肾气,滋脾肺肾阴,益气养阴兼止带,同熟地黄、山茱萸(三补)共补肾益气、滋养肾阴;

泽泻甘淡寒,归肾、膀胱经,利水消肿,清膀胱之热,泄肾经虚火;黄柏苦寒,归肾、膀胱经,清热燥湿,清下焦湿热;知母苦寒,入肺、胃、肾经,上清肺润肺,中泻胃生津,下滋肾降火。上药合用,肝脾肾三阴并治,滋阴清热、益精填髓。

【医案加减】患者伴有阴道瘙痒,故加蛇床子、地肤子,清热燥湿、杀虫止痒,温肾壮阳;伴咽干,故加天花粉生津止渴,败酱草消痈排脓、清热解毒。

案四 白带过少

【医案初诊】张某,女,35岁,海南三亚人,2021年7月18日因"白带量较以前减少2个月"就诊。患者自诉近1个月来阴部干涩灼痛,性交疼痛,内心拒绝同房,偶有头晕耳鸣,外阴瘙痒,皮肤干燥,时有潮热,口干,小便黄,大便偏干,舌红少苔,脉细,LMP 7月6日。B超示子宫和单侧卵巢萎缩,卵巢皮质减少;阴道细胞学涂片示阴道脱落细胞以底、中层细胞为主;实验室检查示卵泡刺激素(FSH)>50mU/ml,抗米勒管激素(AMH)<1.2ng/ml;妇科检查示阴道分泌物减少。

【西医诊断】早发性卵巢功能不全。

【中医诊断】带下病(阴痒)。

【医案证型】肝肾阴虚型。

【医案治则】滋阴补肾,填精益髓。

【医案主方】左归丸加减。

【医案药物】
熟地黄 20g	山 药 20g	枸杞子 15g	山茱萸 15g
牛 膝 10g	菟丝子 15g	鹿角胶 5g^{烊化}	龟甲胶 3g^{烊化}
肉苁蓉 15g	紫河车 20g	麦 冬 12g	黄 柏 15g
白 芷 10g	天花粉 10g	蒲公英 15g	

【药物服法】14剂,水煎服,1剂/d,早晚饭后半小时各温服150ml。保持会阴部干燥、清洁,避免穿紧身衣,注意休息,避免熬夜。

【医案复诊】2021年8月7日(二诊):患者服药后无不适,外阴干燥有所缓解,潮热减轻,舌淡红,苔薄白,脉细。予上方去鹿角胶、龟甲胶、黄柏,继续服用14剂。不适随诊。

【医案按语】患者因"白带减少2个月"就诊,西医诊断为早发性卵巢功能不全。经四诊合参,辨证为肝肾阴虚。冲任之脉,起于胞内,为经脉之海,是手太阳小肠经和手少阴心经之属,主下为月水,若经脉损伤,冲任气虚,不能制约经血,则血与秽液相兼而形成带下。精能化气,肾中之精化肾阴和肾阳,肾阴亏虚,则气血、冲任、血脉不充,化生无源。患者肝肾亏损、精血不足、冲任失养而致白带减少,津液不能濡养阴道导致阴部干涩灼痛。肾阴阳失调是本病的主要发病机制,故应调治肾中阴阳。

左归丸出自明代《景岳全书》,为经典古方,具有滋阴补肾、填精益髓的功效。方中熟地黄甘微温,归肝、肾经,滋肾益精,大补真阴,为补肾之君;山药甘平,归脾、肺、肾经,健脾补肾,益气养阴;山茱萸酸涩微温,归肝、肾经,补益肝肾,与山药合用为臣;枸杞子甘平,归肝、肾经,滋补肝肾,益精养肝;牛膝苦甘酸平,归肝、肾经,补肝肾、强筋骨、引血下行;菟丝子辛甘平,归肝、脾、肾经,补肾中之气,平补肝肾;鹿角胶、龟甲胶乃血肉有情之品,峻补精髓,补督任之元,阳中求阴,调和阴阳。上述八药合用,治真阴肾水不足,三阴并补,纯补无泻,峻补真阴,可使肾中精血充盛,肝脾冲任调和,阴阳平衡。

【医案加减】黄柏清热燥湿,清下焦湿热;蒲公英清热解毒,利湿通淋;肉苁蓉补肾阳、益精血,紫河车温肾补精、益气养血,阴阳并补;麦冬养阴润肺、益胃生津,天花粉清热泻火、生津止渴,缓解阴道干涩、口干;白芷入阳明经,为引经药。

第九章

妊娠病

案一 习惯性流产

【医案初诊】吴某，女，36 岁。2020 年 11 月 8 日初诊。因试管备孕，故前来调理。有习惯性流产史、胚胎停育史。伴有宫腔粘连，宫颈功能不全。患者素体疲倦乏力，畏寒怕冷，纳呆，便干，眠浅易醒。LMP 11 月 1 日，色淡，量少。舌淡白，苔薄白，脉沉细。

【西医诊断】习惯性流产。

【中医诊断】滑胎。

【医案证型】气血两虚证。

【医案治则】益气养血，固冲安胎。

【医案主方】补中益气汤合寿胎丸加减。

【医案药物】
黄　芪 40g	白　术 20g	陈　皮 15g	升　麻 10g
柴　胡 15g	党　参 40g	炙甘草 20g	当归身 30g
菟丝子 15g	桑寄生 15g	川续断 15g	阿　胶 6g^{烊化}
酸枣仁 30g	五指毛桃 30g		

【药物服法】7 剂，水煎服，1 剂 /d，早晚饭后半小时各温服 150ml。

【医案按语】滑胎之名，见于《医宗金鉴》："若怀胎三、五、七月，无故而胎自堕，至下次受孕亦复如是，数数堕胎，则谓之滑胎。"究其病机，则巢元方谓："血气不足，故不能养胎，所以致胎数堕。"又《医宗金鉴》谓："若冲任二经虚损，则胎不成实。"治疗当以扶气养血固肾为法。本案系气血两虚兼肾气不足证，故用补中益气汤补气举陷，合寿胎丸补肾安胎。方中重用黄芪，臣以参草，黄芪补表气，党参补里气，炙甘草补中气，三药合用而大补一身之气；白术、炙甘草健脾培土，以资气血生化之源；当归身、阿胶补养营血，以筑元气禀生之宅；陈皮、升麻、柴胡理气而兼升阳；菟丝子、桑寄生、续断补肝肾而兼固冲任。诸药合用，扶气、养血、固肾三效并收，使胎固而不堕也。

【医案加减】患者伴有眠浅易醒，故加酸枣仁，以养心补肝安神；伴有气虚乏力，故加南芪（五指毛桃），以健脾补肺行气。

案二　妊娠剧吐

【医案初诊】刘某，女，29 岁。2019 年 5 月 16 日初诊。近日自觉恶心、干呕明显，呕吐加重，呕吐物为胃内容物，伴胸满胁痛，嗳气叹息，头胀而晕，烦渴口苦，无腹痛及阴道出血等不适，纳差，夜寐一般，二便调。LMP 3 月 5 日，量少，色暗。舌淡红，苔薄白，脉弦细。

【西医诊断】妊娠剧吐。

【中医诊断】妊娠恶阻。

【医案证型】肝胃不和证。

【医案治则】疏肝和胃，降逆止呕。

【医案主方】寿胎丸加减。

【医案药物】菟丝子 15g　　桑寄生 15g　　川续断 15g　　阿胶 6g^{烊化}

砂　仁 5g^{后下}

【药物服法】7 剂，水煎服，1 剂 /d，早晚饭后半小时各温服 150ml。

【医案复诊】2019 年 5 月 23 日（二诊）：患者服药后无不适，恶心呕吐较前缓解，胸满胁痛、头胀而晕稍改善，舌淡红，苔薄白，脉弦。再续前方 7 剂，煎服法同前，不适随诊。

【医案按语】恶阻者，谓恶心而阻其饮食，为妊娠早期常见现象。《扁鹊心书》谓："胎逆即恶阻，俗所谓病儿是也。"朱震亨谓："凡孕二三月间，呕逆不食，或心烦闷，此乃气血积聚，以养胎元，精血内郁，秽腐之气上攻于胃。"《女科指要》谓："妊娠脾胃虚弱爽气，而痰涎内滞，致恶心、眩晕、呕吐涎饮，恶食择食，谓之恶阻。"历代医家所述恶阻，病因不一，或曰胃虚，或曰痰滞，或曰气郁。然其病机，总属妇人经停血聚，冲脉气盛，其气上逆引动胃失和降。本例患者，盖阴血下聚养胎，致肝体不足，肝用有余，失其条达之性，肝气犯胃，胃失和降而呕。故主以寿胎丸补养肝阴，增益砂仁化湿开胃、理气安胎。

【医案加减】患者恶心干呕明显，故加砂仁，理气和胃止呕。《本经逢原》谓："缩砂属土，醒脾调胃，为脾、胃、肺、肾、大小肠、膀胱七经之气药，能引诸药归宿丹田。"故砂仁能收降胃气，使其下归本位。

案三　先兆流产

【医案初诊】王某，女，30 岁。2020 年 7 月 3 日初诊。自述停经 61 天，少量阴道流血 2 天。现出现少量阴道流血，色暗，伴小腹下坠感、腰酸、疲乏，头晕，纳眠欠佳，二便尚调。舌淡，苔白，脉沉滑。

【西医诊断】先兆流产。

【中医诊断】胎动不安。

【医案证型】肝肾亏虚证。

【医案治则】补益肝肾，固冲安胎。

【医案主方】寿胎丸合二至丸。

【医案药物】菟丝子 20g　　桑寄生 20g　　川续断 20g　　阿胶 6g^{烊化}

女贞子 15g　　墨旱莲 15g

【药物服法】7 剂，水煎服，1 剂 /d，早晚饭后半小时各温服 150ml。

【医案复诊】2020 年 7 月 10 日（二诊）：患者服药后无不适，腰酸、小腹下坠感减轻，体倦乏力稍改善。仍有少量阴道流血。纳食、睡眠皆有改善，二便正常。舌淡苔白，脉沉。再续前方 7 剂，煎服法同前，不适随诊。

2020 年 7 月 18 日（三诊）：患者服药后无不适，腰酸、小腹下坠感消失，体倦乏力明显改善。无阴道流血。纳食、睡眠正常，二便正常。舌淡苔白，脉沉。再续前方 7 剂，煎服法同前，不适随诊。

【医案按语】《景岳全书·妇人规》云："凡妊娠胎气不安者，证本非一，治亦不同。盖胎气不安，必有所因，或虚或实，或寒或热，皆能为胎气之病，去其所病，便是安胎之法。"患者腰酸、腹坠、头晕、脉沉，知其肝肾精血亏虚，故用寿胎丸合二至丸，以补益肝肾，固肾安胎。盖肾藏精而系胞宫，为先天之根，补肾实为固胎之本；肝藏血而系冲脉，为体阴用阳之脏，补肝实为养胎之基。寿胎丸温而不燥，补而不腻，有调理阴阳之功，故收扶正安胎之效。

【医案加减】患者肝肾不足，故加二至丸。方中女贞子甘苦而凉，善滋补肝肾之阴；墨旱莲甘酸而寒，能补养肝肾之阴，又凉血止血。二药性皆平和，补养肝肾而不滋腻，为平补肝肾之剂。

案四　妊娠合并尿道炎

【医案初诊】张某，女，27 岁。2019 年 9 月 12 日初诊。停经 6 个月余，小便频数伴灼痛 10 天。患者自诉 10 天前干农活后突然出现小便频数，淋沥灼痛，尿量少，色深黄。平素手足心发热、多梦，怀孕后加重，伴有盗汗，小腹下坠，腰酸等症。患者形体偏瘦，双颧潮红。舌红，苔薄黄少津，脉细数。

【西医诊断】妊娠合并尿道炎。

【中医诊断】子淋。

【医案证型】阴虚津亏证。

【医案治则】滋阴清热，润燥通淋。

【医案主方】寿胎丸加减。

【医案药物】菟丝子 20g　桑寄生 15g　川续断 15g　阿胶 6g^{烊化}
　　　　　　　石　韦 20g　甘　草 15g

【药物服法】7 剂，水煎服，1 剂 /d，早晚饭后半小时各温服 150ml。

【医案复诊】2019 年 9 月 20 日（二诊）：患者服药后无不适，小便灼痛感明显减轻，小便频次减少，腰酸、小腹下坠感稍改善，仍有盗汗、多梦、手足心热等症状。双颧潮红渐退，舌红，苔薄微黄，脉细数。再续前方 7 剂，煎服法同前，不适随诊。

2019 年 9 月 27 日（三诊）：患者服药后无不适，小便灼痛感消失，小便频次正常，腰酸、小腹下坠感明显改善，盗汗、多梦症状减轻。舌红，苔薄白，脉细。前方去石韦，7 剂，煎服法同前，不适随诊。

【医案按语】子淋之病机，不外虚热、郁热、气虚 3 类，治当以滋阴、泻热、通淋为要。本案为阴虚津亏之虚热证。患者素体阴虚，孕后阴血下聚养胎，阴血愈亏，又逢劳后伤津，则发为淋。故投寿胎丸以滋补肝肾之阴。方中菟丝子补肾养精，益阴而固阳；桑寄生、续断固肾，强腰而安胎；阿胶滋阴养血止血；石韦利尿通淋，凉血止血；甘草生用，清热解毒，补脾益气。诸药合用，共奏滋阴清热、润燥通淋之功。

【医案加减】患者伴有小便淋沥涩痛，故加石韦凉血利尿通淋，甘草清热解毒利湿。又,石韦能助肺肾之精上下相交,《本草分经》言其"清肺热以滋化源,通膀胱而利水湿,善能通淋"。

案五 异位妊娠

【医案初诊】唐某,女,28岁。2021年2月18日初诊。停经67天,B超提示妊娠位置异常。自述此前孕3胎,前两胎行剖宫产,第3胎行人工流产清宫术。今第4次妊娠,于海南省妇女儿童医学中心(海南省妇幼保健院)产检发现"瘢痕妊娠",医师建议终止妊娠,患者及家属仍想尽力保住胎儿,遂至林老门诊求诊。

患者诉时感乏力,自汗多,时觉腰腿酸软。舌淡嫩,脉细弱。

1月30日(海南省妇女儿童医学中心)超声可见孕囊下缘近切口瘢痕处,距下段前壁浆膜层较薄处约3.8mm;宫内妊娠相当于6$^+$周(注意瘢痕妊娠)。

2月9日(海南医学院第二附属医院)超声可见孕囊下缘距下段瘢痕处约6mm,瘢痕处未见明显异常血流信号;宫内早期妊娠,相当于妊娠7$^+$周(孕囊位置偏低),建议复查。

2月17日(海口市妇幼保健院)超声可见宫腔中下段孕囊回声,考虑剖宫产瘢痕妊娠,相当于妊娠8$^+$周。

LMP:2020年12月14日。

【西医诊断】子宫瘢痕处妊娠?

【中医诊断】异位妊娠。

【医案证型】气虚证。

【医案治则】固肾益气,安胎转胎。

【医案主方】寿胎丸合补中益气汤加减。

【医案药物】菟丝子15g　桑寄生15g　川续断15g　阿　胶6g$^{(烊化)}$
　　　　　　黄　芪40g　白　术20g　陈　皮15g　升　麻10g
　　　　　　柴　胡10g　党　参40g　炙甘草30g　当归身20g
　　　　　　牛大力15g　五指毛桃30g

【药物服法】14剂,水煎服,1剂/d,早晚饭后半小时各温服150ml。

嘱患者艾灸至阴穴(双),25min/d。

【医案复诊】 2021年3月4日（二诊）：患者服药后无不适，乏力、自汗稍减，仍见腰腿酸软。舌淡，脉细弱。再续前方7剂，煎服法同前；加日服黄体酮口服液1支，不适随诊。

2021年3月11日（三诊）：患者服药后无不适，乏力、自汗减，仍见腰腿酸软。舌淡红，脉弱。3月5日超声可见胎盘位于前壁，早期妊娠，测值大小约11周⁺。再续前方14剂，煎服法同前，不适随诊。

2021年4月15日（四诊）：患者感冒，流涕流泪，打喷嚏，少许咳嗽有痰，咽痛，舌苔薄白，脉浮。易方用止嗽散加减：

蜜麻黄 10g	杏　仁 10g	甘　草 5g	大　枣 10g
桔　梗 10g	荆　芥 10g	紫　菀 10g	百　部 10g
白　前 10g	陈　皮 10g	茯　苓 10g	

7剂，每日1剂，水煎服，不适随诊。

后电话随访，9月顺利产下一子。

【医案按语】《傅青主女科》曰："产母之气血足，则胎必顺；产母之气血亏，则胎必逆。顺则易生，逆则难产。气血既亏，母身必弱，子在胞中，亦必弱；胎弱无力，欲转头向下而不能，此胎之所以有脚手先下者也。"当知气血虚损乃胎位不正之主因，故方用补中气汤以升阳举陷。又，本患者常有腰膝酸软之感，乃肾虚之象，更益寿胎丸以补肾安胎。方中参、芪、草三药合用，表、中、里三气同补；升麻、柴胡、陈皮升提阳气，以促胎儿于胞中转逆为顺；再添五指毛桃、牛大力、白术三药以健脾补气；当归身养血活血，阿胶补血养血；菟丝子、川续断、桑寄生三药滋补肝肾而兼安胎元。全方大补气血，药性上举，补母强胎，则胎必顺。治疗过程中，又嘱患者每日艾灸至阴穴。至阴乃治胎位不正之验穴，盖其为太阳膀胱经井穴，水之金穴，而金能生水，上承足太阳经气下转于足少阴经，故能与肾经相沟通。灸之可补养肾气，平衡胞宫。

【医案加减】 患者气虚较甚，故加牛大力、五指毛桃，以健脾润肺补气。

第十章

妇科杂病

案一 乳腺增生

【医案初诊】王某，女，29岁，海南海口人，2020年1月30日因乳房结节来院就诊。患者述，近年来工作压力大，熬夜，生活不规律，月经不规律，经前乳房胀痛半年，前日触及乳房有硬块，遂来就诊。既往有多囊卵巢综合征。

现症见：LMP 12月31日，月经不调，推迟7日，月经量可，色暗红，无血块，经前3日乳房胀痛，善太息，常情绪激动，平素有乳房胀痛，情绪激动时加剧，口苦，食欲一般，睡眠可，大便调。面青黄，舌红边瘀，苔白，脉弦。

乳腺彩超显示：左乳9点方向有一无回声区、大小为7.1mm×6.3mm，右乳6点方向和12点方向各有一低回声区、大小分别为6.3mm×6.1mm和3.8mm×3.3mm，边界清，未见明显血流信号。

【西医诊断】双侧乳腺增生伴左乳实性结节。

【中医诊断】乳癖。

【医案证型】肝郁气滞证。

【医案治则】疏肝理气，软坚散结，化瘀止痛。

【医案主方】四逆散、消瘰丸合金铃子散，加橘核、郁金、夏枯草、连翘。

【医案药物】
柴 胡 10g	白 芍 15g	枳 实 15g	炙甘草 5g
玄 参 15g	浙贝母 15g	牡 蛎 30g	川楝子 10g
橘 核 10g	延胡索 15g	郁 金 15g	夏枯草 15g
连 翘 10g			

【药物服法】14剂，水煎服，1剂/d，早晚饭后半小时各温服150ml。同时注意情绪调整，规律睡眠。

【医案复诊】2020年2月14日（二诊）：患者述服药后无不适，心情较

66

前好转，情绪激动的次数减少，乳房胀痛感减轻，口苦症状明显改善，LMP 2月6日，痛经减轻，月经量可，色稍暗，少量血块，食欲较差，睡眠改善。面青黄，舌红边瘀，苔白，脉弦。予初诊方加丹参20g、白术15g、砂仁10g^{后下}，14剂。煎服法同前，不适随诊。

2020年3月1日（三诊）：患者述服药后无不适，情绪激动较前减少，乳房胀痛感较前减轻，情绪激动时疼痛不再加剧，口苦感消失，食欲佳，睡眠佳，自行触摸乳房觉肿块变小。面色泛红，舌淡红、边稍瘀，苔白，脉弦缓。查乳腺彩超显示：左乳9点方向有一无回声区、大小为5.2mm×4.5mm，右乳6点方向和12点方向各有一低回声区、大小分别为3.3mm×3.0mm和3.0mm×2.8mm，边界清，未见明显血流信号。予二诊方去连翘，14剂。水煎服，煎服法如前。

2020年3月16日（四诊）：患者述服药后诸症明显减轻，心情舒畅，乳房胀痛感消失，食欲佳，睡眠佳，LMP 3月13日，无痛经，量可，色红，无血块。面色红润，舌淡红，苔白，脉稍弦。查乳腺彩超显示：左乳9点方向有一无回声区、大小为4.5mm×3.3mm，边界清，未见明显血流信号；右乳低回声区消失。遂予三诊方去川楝子、延胡索、橘核、郁金，加当归15g、川芎8g，14剂。巩固疗效，水煎服，煎服法如前。

半年后随访得知，左侧乳腺实性结节用药缩小后无增长，双侧乳腺增生无复发。嘱患者定期复查，发现肿块随时治疗。

【医案按语】本案为乳腺增生，查乳腺彩超提示双侧乳腺增生伴左乳实性结节。患者临床表现为月经不调，乳腺结节、增生，经前乳房胀痛，善太息，常情绪激动，平素有乳房胀痛，情绪激动时加剧，口苦，食欲较差，睡眠一般，大便调。面青黄，舌红边瘀，苔白，脉弦。经四诊合参，辨证当属肝郁气滞。《灵枢》言："肝足厥阴之脉……上贯膈，布胁肋。"肝经绕乳头而行，故肝的功能变化与乳房有着密切联系。《外证医案汇编》言："乳症，皆云肝脾郁结，则为癖核。"肝主脏腑气机疏泄，肝脏功能失调则会出现气机疏泄不利，气滞则痰凝而血瘀；乳房部又有足阳明胃经走行，本多气多血，而气机郁滞易致乳房气血运行不利，血不利则为水，郁而化热，凝而为痰，气滞郁阻，痰瘀互结，久而久之辨成为乳癖。本案辨证与辨病相结合，故以四逆散合消瘰丸为主方加味治之。四逆散出自《伤寒论》，本为治疗阳郁厥逆之方，功可透邪解郁，疏肝理脾。方中柴胡入肝胆经，升发阳气，疏肝解郁，为肝家要药；白芍为臣，与柴胡合用，补养肝血，条达肝气，使柴胡升散而无耗伤阴血之弊，且二者合用亦合肝体阴而用阳之性；枳实为佐，理气解郁，泄热破结，与柴胡合用，一升一降，调理气机；甘草调和诸药。消瘰丸为《医学心悟》中的名方，是消结节的经典方剂，用药精简，主治肝火郁结，痰火凝聚而成的瘿瘤瘰疬。方中浙贝母为君，清热化痰，消瘰散结；牡蛎软坚散结；玄参苦咸寒，软坚的同时清热滋阴，滋水涵木，纳平肝于清化软坚之中。

【医案加减】乳房胀痛，加金铃子散（川楝子、延胡索）；乳腺增生伴有实性结节，加橘核、郁金、夏枯草、连翘，以散结；舌边有瘀，再加丹参，以加强化瘀之力；食欲较差，加白术、砂仁，以健脾开胃；女子以血为本，诸症减轻后加当归、川芎，养血活血以扶正。

案二　宫　腔　粘　连

【医案初诊】王某，女，36岁，于2020年12月25日初诊。患者自述半年前做人工流产清宫术后，月经2个月一行，痛经，LMP 12月10日，月经量少，色黑，有血块，平日情绪易激动，常常生气，睡眠可，食欲一般，二便可，时常小腹部疼痛，面青黄，舌淡红、边瘀，舌下静脉曲张，苔白，脉弦涩。妇科B超显示子宫内膜厚4mm，内膜连续性中断，宽约1.5mm，提示宫腔粘连；行宫腔镜检查，术中见内膜缺失，宫腔呈桶状，两侧壁内聚，宫腔两侧壁见粘连，双侧宫角部粘连伴左侧输卵管开口未见。

【西医诊断】宫腔粘连。

【中医诊断】月经不调。

【医案证型】气滞血瘀证。

【医案治则】疏肝理气，化瘀通络。

【医案主方】四逆散合通管方（王不留行＋路路通＋通草）加鸡血藤。

【医案药物】柴　胡10g　　白　芍15g　　枳　实15g　　炙甘草5g
　　　　　　王不留行15g　路路通15g　通　草6g　　鸡血藤30g

【药物服法】14剂，水煎服，1剂/d，早晚饭后半小时各温服150ml。同时注意情绪调整，规律睡眠，适度锻炼。

【医案复诊】2021年1月10日（二诊）：患者述服药后无不适，情绪较前好转，腹痛较前好转，但仍偶有腹痛，近日自觉偶有腰酸腿软，乏力，睡眠可，食欲一般，二便调，面色可，舌淡红、边稍瘀，苔薄白，舌下静脉曲张，脉弦涩尺弱。予初诊方加熟地黄 40g、杜仲 10g、砂仁 10g^{后下}，14 剂。水煎服，煎服法如前。

2021 年 1 月 28 日（三诊）：患者述服药后无不适，情绪佳，无腹痛，腰酸腿软感消失，睡眠可，食欲可，二便调，LMP 1 月 26 日，偶有腹部胀痛，月经量可，色暗红，有血块，舌淡红、边稍瘀，苔薄白，舌下静脉曲张，脉涩。予二诊方 30 剂，水煎服，煎服法如前。

2021 年 3 月 1 日（四诊）：患者述服药后无不适，情绪佳，无腹痛，睡眠可，食欲可，二便调，LMP 2 月 26 日，月经量可，色鲜红，无血块，舌淡红，苔薄白，舌下静脉可，脉缓稍弱。妇科 B 超检查显示子宫内膜厚 7mm，内膜完整。予三诊方减鸡血藤，加当归 15g、川芎 10g，14 剂。水煎服，煎服法如前。巩固疗效。

随访无复发，半年后在我院诞下一女，各指标均正常。

【医案按语】宫腔粘连是由于妇女在行清宫术时，手术器械破坏子宫内膜基底层后，子宫肌壁间相互黏附而形成的，且对其进行分离手术后仍会出现再粘连现象。患者行宫腔手术后，出现痛经，月经量少，色黑，有血块，平素情绪易激动，常常生气，睡眠可，食欲一般，二便可，时常小腹部疼痛，面青黄，舌淡红、边瘀，舌下静脉曲张，苔白，脉弦涩。四诊合参，当属气滞血瘀证，治以疏肝理气、化瘀通络，方用四逆散合通管方加鸡血藤。其中，四逆散为主方，通过调整机体的气机升降以治本，配伍通管方和鸡血藤以通行下焦经络血气，从而达到疏通宫腔粘连的效果。其中，通管方（王不留行 + 路路通 + 通草）是林老自创的通络方，是林老多年临床经验的总结和创新。通管方本是为了通行胞宫脉络，疏通输卵管积液之用，而在此用之，实因宫腔粘连与脉络闭阻不通关系密切。清宫术本是以金属器具进行手术，能直接损伤胞宫脉络，导致血瘀于内，血不利则为水，血水互结而致宫腔粘连不通。通管方中，王不留行通利血脉，通草利湿通络，路路通理气、散瘀、通络、利水、通经；三药合用，可通利宫腔经络及宫腔环境。配合鸡血藤，活血祛瘀通络，以加强全方通络效果。

【医案加减】患者因胞宫受损，瘀血内阻，故加鸡血藤；尺脉弱，后有怀孕需求，故加熟地黄、杜仲、砂仁；内膜完整，宫腔粘连已清，则去鸡血藤，加当归、川芎，以巩固疗效，调养机体。

案三 子宫肌瘤

【医案初诊】李某，女，42 岁，于 2020 年 12 月 10 日初诊。患者自述 1 年半前例行体检时发现子宫肌瘤，其间伴有月经量少，1 年前又检查出乳腺增生，LMP 11 月 27 日，量少，色暗，无血块；患者自觉平素头晕乏力，易疲劳，小便可，大便时溏，嗜睡，食欲一般；面色少华，舌淡、边瘀，苔白腻，脉弱涩。

妇科 B 超显示：子宫大，黏膜下层回声不匀，可见片状低回声及多个低回声结节，较大者居于子宫角部，大小为 35mm×28mm，提示多发性子宫肌瘤。

乳腺 B 超显示：左乳 6 点方向有一低回声区、大小为 2.5mm×2.1mm，右乳 9 点方向有多个小低回声结节，边界清晰，未见明显血流信号。

【西医诊断】子宫肌瘤。

【中医诊断】癥瘕。

【医案证型】气虚痰瘀互结证。

【医案治则】活血化瘀，补虚通络。

【医案主方】桂枝茯苓丸加减。

【医案药物】

茯 苓 20g	桂 枝 15g	桃 仁 15g	白 芍 15g
牡丹皮 15g	鸡血藤 30g	牛大力 30g	五指毛桃 30g
黄 芪 30g	石榴皮 10g		

【药物服法】14 剂，水煎服，1 剂/d，早晚饭后半小时各温服 150ml。同时规律睡眠，适度锻炼。

【医案复诊】2020 年 12 月 26 日（二诊）：患者述服药无不适，自觉服药后乏力感减轻，精神恢复，大便情况较前好转，LMP 12 月 26 日，月经量少，色暗红，有血块，小便可，食欲较差，嗜睡感减轻。面色较前好转，舌淡、边瘀，苔白腻，脉弱涩。效不更方，予初诊方加砂仁 10g^{后下}、白术 15g，14 剂。水煎服，煎服法如前，不适随诊。

2021 年 1 月 10 日（三诊）：患者述服药无不适，服药后头晕感消失，乏力感较前减轻，二便可，食欲见好，无嗜睡。面色可，舌淡红、边有瘀斑，苔白稍腻，脉涩稍弱。予二诊方去石榴皮，加醋三棱、醋莪术各 5g，泽泻 15g，

30 剂。水煎服，煎服法如前。

2021 年 2 月 13 日（四诊）：患者述服药无不适，服药后自觉精神状态佳，无乏力感，LMP 1 月 26 日，月经量较多，色黑，有血块，二便可，食欲佳，无嗜睡。面色红润，舌淡红苔白，脉缓。妇科 B 超显示：子宫大，黏膜下层回声不匀，可见少许低回声结节，较大者居于子宫角部，大小为 18mm × 13mm。疾病得到控制，当巩固疗效。予三诊方去醋三棱、醋莪术、泽泻，加当归 20g、川芎 10g，14 剂。水煎服，煎服法如前。

【医案按语】 本案为子宫肌瘤，中医病名为癥瘕，为良性肿瘤。患者临床表现为月经量少，乳腺增生，子宫肌瘤，平素头晕乏力，易疲劳，小便可，大便时溏，嗜睡，食欲一般，面色少华，舌淡、边瘀，苔白腻，脉弱涩。四诊合参，当属气虚痰瘀互结证。正气亏虚是癥瘕产生的主要病因，而痰瘀互结为癥瘕的主要病机，当瘀血形成后，血不利则为水，水停与瘀血并见，久而久之便形成痰瘀互结的癥瘕。《金匮要略》桂枝茯苓丸为治疗子宫肌瘤的经典方剂，用药精简，力著而不伤正气，尤其适合正气亏虚的患者。桂枝茯苓丸本为丸剂，药效和缓，若以汤剂代之，则能加强疗效，缩短病程，减少患者服药时间。林老提出，治疗癥瘕应注重正气亏虚为本、痰瘀互结为标，治疗上若正气虚则以扶正为主，缓消癥块，避免过度攻伐而伤及正气，若正气恢复或素体强壮，则可施攻伐之法，但仍须攻补并进。方中使用了海南特色药物牛大力、五指毛桃，二者在补虚的同时亦可祛痰通络，攻补兼施，在子宫肌瘤的治疗方面有显著疗效。本案的治疗，以桂枝茯苓丸为主方加味。桂枝茯苓丸本为去癥要方，方中桂枝辛温为君，以温通血脉而行瘀滞；桃仁、牡丹皮为臣，以助桂枝活血化瘀；芍药养血和血，使破瘀不伤正；茯苓甘淡利水，渗湿健脾，以消痰利水、扶助正气。全方血水分治，正合癥瘕痰瘀互结之机。

【医案加减】 子宫肌瘤当属下焦，故加鸡血藤活血、补血、通络；患者头晕乏力，易疲劳，则加牛大力、五指毛桃益气补虚、祛痰通络，黄芪补气以扶正；大便时溏，且方中桃仁有润肠作用，故加石榴皮以收敛止泻；食欲较差，故加砂仁、白术；正气恢复后，可适度增加攻伐力度，则加醋三棱、醋莪术、泽泻；疾病渐愈，当巩固疗效，以补益气血、扶助正气为主，故加当归、川芎。

案四　功能失调性子宫出血

【医案初诊】蔡某,女,44岁,于2020年9月3日初诊。患者自述,月经周期缩短,月经一月两行,月经量多而色淡,月经经期5天,病情持续3个月之久,LMP 8月30日,月经量多,无痛经,无血块,平素自觉疲劳,乏力,头晕,不善久行,常心慌。面色苍白,舌淡苔白,唇色淡,脉无力。血常规示血红蛋白(Hb)85g/L,血小板计数(PLT)90×10^9/L。

【西医诊断】功能失调性子宫出血。

【中医诊断】崩漏。

【医案证型】脾不统血,气血两虚证。

【医案治则】收敛止血,补益气血,益气止崩。

【医案主方】归脾汤合二至丸,加田七、血余炭。

【医案药物】
党　参30g	白　术15g	黄　芪30g	当　归20g
炙甘草10g	远　志10g	茯　神30g	酸枣仁15g
龙眼肉20g	女贞子15g	墨旱莲15g	木　香10g^后下
血余炭15g	田七粉3g^冲服		

【药物服法】14剂,水煎服,1剂/d,早晚饭后半小时各温服150ml。同时规律睡眠,适度锻炼。

【医案复诊】2020年9月19日(二诊):患者服药无不适,自述LMP 9月14日,月经量减少,色淡,无痛经,无血块,乏力、头晕感均减轻,但仍觉疲劳,心慌感较前好转,精神转好。面色较前好转,舌淡苔白,唇色较前有血色,脉弱。予初诊方加仙鹤草30g,14剂。水煎服,煎服法如前。

2020年10月4日(三诊):患者服药无不适,自述9月行经1次,自觉服药后乏力、头晕感消失,疲劳感减轻,心慌感消失,服药后感觉胃部不适。面色泛红,舌淡红苔白,脉弱。予二诊方去墨旱莲,加砂仁10g^后下,14剂。水煎服,煎服法如前。

2020年10月18日(四诊):患者服药无不适,自述LMP 10月14日,月经量可,色鲜红,无痛经,无血块,无头晕乏力,无疲劳心慌。面色红润,舌淡红苔白,脉缓。复查血常规示Hb 120g/L,PLT 115×10^9/L。

患者临床痊愈,无须治疗,嘱规律生活。半年后随访未复发。

【医案按语】本案为功能失调性子宫出血，临床表现为月经过多，一月两行，而正常的月经为每月一行。患者因脾不统血，气虚不固，导致月经超前，月经量多色淡，又因经血流失过多，导致气血两亏，而出现疲劳、乏力、头晕、心慌等症状。四诊合参，当属脾不统血，气血两虚证。归脾汤原载于《济生方》，本无当归、远志二药，后由明代薛己在《内科摘要》中补入此二药，使此方可用于治疗惊悸、月经不调等症。《医宗金鉴》又言归脾汤可治"经断复来"。归脾汤以"参、术、芪、归、草、龙眼肉"补益气血，配伍酸枣仁、远志、茯神宁心止悸，而木香行气滞，舒脾郁，以行血中之滞，助参、芪补益气血。二至丸出自《医便》，可补益肝肾，滋阴止血，其中墨旱莲甘酸而寒，具有凉血止血之功。患者本已44岁，接近七七，肾气日渐衰败，施以此方，正合病机。方中加田七、血余炭，可以起到化瘀止血、止血不留瘀之效。

【医案加减】疲劳，故加仙鹤草；胃部不适，故加砂仁。

案五　子宫脱垂

【医案初诊】刘某，女，73岁，于2020年12月15日初诊。患者自述近1年来自觉外阴脱出一肿物，呈乒乓球大小，伴下坠感、腰酸，直立、劳累、咳嗽时脱出明显，平躺时可回纳，阴道无流血、无流液，精神欠佳，伴乏力。面色欠红润，舌淡苔白，脉沉细。西医诊断为Ⅱ度轻型子宫脱垂。

【西医诊断】Ⅱ度轻型子宫脱垂。

【中医诊断】阴挺。

【医案证型】中气下陷证。

【医案治则】补中益气，托举固脱。

【医案主方】补中益气汤合生脉散加减。

【医案药物】

党　参30g	白　术15g	黄　芪30g	当　归20g
炙甘草10g	柴　胡5g	升　麻5g	陈　皮10g
牛大力30g	蜜麻黄5g	麦　冬15g	五指毛桃30g
五味子15g			

【药物服法】14剂，水煎服，1剂/d，早晚饭后半小时各温服150ml。同时规律睡眠，适度锻炼。

【医案复诊】2021 年 1 月 3 日（二诊）：患者服药无不适，自觉下坠感减轻，腰酸感依旧，直立、劳累、咳嗽时脱出情况明显好转，精神状态好转，乏力感减轻。面色欠红润，舌淡苔白，脉沉细。予初诊方加桑寄生 15g，14 剂。水煎服，煎服法如前。

2021 年 1 月 18 日（三诊）：患者服药无不适，自觉下坠感减轻，腰酸感消失，直立、劳累、咳嗽时脱出不明显，精神状态佳，乏力感减轻，但仍偶有脱出。面色较前红润，舌淡苔薄白，脉沉稍细。予二诊方去蜜麻黄、桑寄生，30 剂。水煎服，煎服法如前。不适随诊。

2021 年 2 月 18 日（四诊）：患者服药无不适，自觉无下坠感，无腰酸，无阴道肿物感，精神状态佳。面色红润，舌淡红苔白，脉稍沉。患者已无症状，不再服药，临床痊愈。

半年后随访无复发。

【医案按语】患者子宫脱垂，中医诊断为阴挺。《诸病源候论·妇人杂病诸候》云："胞络伤损，子脏虚冷，气下冲，则令阴挺出，谓之下脱。亦有因产而用力偃气而阴下脱者。"患者阴道有乒乓球大小肿物脱出，伴下坠感、腰酸，直立、劳累、咳嗽时脱出明显，平躺时可回纳，阴道无流血、无流液，精神欠佳，伴乏力，面色欠红润，舌淡苔白，脉沉细。四诊合参，辨证当属中气下陷，以补中益气汤合生脉散加味治之。方中"参、术、芪、归、草"补益气血，升、柴、芪三味乃升提要药，以助升提，配合陈皮理中焦之气，使补气而不郁滞。林老针对腰酸没有使用传统的补益肝肾药，而是以海南特色药物五指毛桃、牛大力取而代之；二者在强筋壮骨的同时能够益气通络、化痰健脾，既能补益肝肾，又无补虚药的滋腻碍脾之弊。林老指出，五指毛桃和牛大力能够加强肌肉收缩舒张的功能，二者合用效果更佳。林老还创新性加入蜜麻黄，以增强升提之效。麻黄本为发汗解表之药，具有很强的宣肺发汗功能，而蜜炙之后，其发汗功效减弱，独留宣肺之功。肺的宣发肃降功能在人体气机调畅中起着重要作用，肺气宣发能带动全身气机向上宣发，故以蜜麻黄入药，能进一步加强其宣发作用。本方以生脉散合方，其中五味子又可起着收敛作用，一助升提药收敛脱出的子宫，二防气机升提太过而出现头晕症状。

【医案加减】患者二诊时仍觉腰酸，故加桑寄生。

案六 阴道排气(阴吹)

【医案初诊】李某,女,38 岁,于 2020 年 10 月 3 日初诊。患者述自感阴道有气排出而不臭已有半年之久,时断时续,时轻时重,平素自觉气短乏力,纳谷不香,睡眠可,二便调。面色苍白,舌淡胖苔白,脉弱。

【西医诊断】阴道排气。

【中医诊断】阴吹。

【医案证型】中气下陷证。

【医案治则】补中益气,托举固脱。

【医案主方】补中益气汤加五指毛桃、牛大力、山药、炒麦芽。

【医案药物】党　参30g　　白　术15g　　黄　芪30g　　当　归20g
　　　　　　炙甘草10g　　柴　胡5g　　升　麻5g　　陈　皮10g
　　　　　　牛大力30g　　山　药15g　　炒麦芽15g　　五指毛桃30g

【药物服法】14 剂,水煎服,1 剂 /d,早晚饭后半小时各温服 150ml。同时规律睡眠,适度锻炼。

【医案复诊】2020 年 10 月 18 日(二诊):患者服药无不适,自觉服药后排气次数减少,气短乏力感减轻,食欲增加不明显,睡眠可,二便调。面色较前好转,舌淡苔白,脉弱。予初诊方加藿香 10g、豆蔻 10g,14 剂。水煎服,煎服法如前。

2020 年 11 月 2 日(三诊):患者服药无不适,自觉服药后偶有排气,气短乏力感消失,食欲佳,睡眠可,二便调。面色红润,舌淡苔白,脉稍弱。治疗基本痊愈,当巩固疗效,予二诊方 14 剂,水煎服,煎服法如前。

后未就诊,随访得知,服药后无排气,临床治疗痊愈,半年后未复发。

【医案按语】患者自感阴道有气排出而不臭,时断时续,时轻时重,伴气短疲乏,纳谷不香,二便调,面色苍白,舌淡胖苔白,脉弱。四诊合参,辨证当属中气下陷,治以补中益气、托举固托,方用补中益气汤加味。《医宗金鉴》云:“妇人阴吹者,阴中时时气出有声,如谷道转矢气状。……若气血大虚,中气下陷者,宜十全大补汤加升麻、柴胡,以升提之。”吴谦用此方亦是补中益气之意。补中益气汤以黄芪为君,补中气以升阳举陷;以人参(党参)、炙甘草为臣,补元气,健脾和中(君臣相伍,可大补一身之气);佐白术,补气健脾,以资生化之源;佐当归以补养营血,使气有所依;陈皮理气和胃,使诸药补而不滞;少佐柴胡、升麻,以引黄芪、党参、甘草之气上升,起到升阳举陷之功。

【医案加减】气短乏力,故加五指毛桃、牛大力;纳谷不佳,故加山药、炒麦芽;胃口不开,故加藿香、豆蔻。

案七 女性更年期综合征

【医案初诊】单某,女,51 岁,于 2020 年 10 月 18 日初诊。患者自述绝经 1 年,近年来生活压力大,近日出现入睡困难,易醒多梦,醒难再睡,精神萎靡,面部潮红,心烦易怒,头晕耳鸣,视物昏蒙,腰背酸软,心慌胸闷,手足心热,食欲差,二便可。舌淡红,苔薄白,脉弦细、尺脉涩。

【西医诊断】更年期综合征。

【中医诊断】脏躁。

【医案证型】肝肾亏虚证。

【医案治则】补益肝肾,疏肝理气,养心安神。

【医案主方】左归丸、甘麦大枣汤合四逆散加减。

【医案药物】

熟地黄 40g	枸杞子 20g	山茱萸 20g	鹿角胶 3g^{烊化}
山 药 30g	川牛膝 15g	菟丝子 20g	龟 甲 15g^{先煎}
炙甘草 10g	浮小麦 60g	大 枣 10g	柴 胡 10g
白 芍 15g	枳 实 15g	茯 神 30g	天花粉 20g
酸枣仁 15g			

【药物服法】14 剂,水煎服,1 剂 /d,早晚饭后半小时各温服 150ml。同时规律睡眠,适度锻炼。

【医案复诊】2020 年 11 月 1 日(二诊):患者服药无不适,自述服药后仍有入睡困难,不易醒,做梦减少,醒后可以入睡,精神状态较前改善但仍觉乏力,面色潮红消失,心烦易怒、头晕耳鸣、视物昏蒙、腰背酸软等有明显改善,心慌胸闷感较前好转,偶有手足心热,食欲较差,二便可。舌红苔白稍腻,脉弦稍细,尺脉稍涩。予初诊方加栀子 12g、砂仁 10g^{后下}、陈皮 10g,14 剂。水煎服,煎服法如前。

2020 年 11 月 15 日(三诊):患者服药无不适,自述睡眠好转明显,入睡困难好转,不易醒,偶做梦,精神状态较前好转,偶有心烦易怒、头晕耳鸣、视物昏蒙、腰背酸软、心慌胸闷,夜间时有手足心热,食欲较好。舌淡红,苔白腻,脉弦。予二诊方 14 剂,水煎服,煎服法如前。

2020 年 11 月 30 日(四诊):患者服药无不适,自述睡眠良好,精神状态佳,无心烦,偶有头晕耳鸣,无视物昏蒙、腰背酸软、心慌胸闷、手足心热,纳可。舌淡红苔白,脉稍弦。当巩固疗效,予三诊方去柴胡、白芍、枳实、茯神、天花粉、酸枣仁,7 剂。水煎服,煎服法如前。

后未复诊,半年后随访,诸症未复发。

【医案按语】女性更年期综合征是由于女性体内的激素水平改变导致的,"女子……七七,任脉虚,太冲脉衰少,天癸竭,地道不通,故形坏而无子也",多发生在 49 岁前后。现代医学认为,女子在 49 岁前后出现卵巢功能衰竭,雌激素分泌减少,下丘脑 - 垂体 - 卵巢轴功能紊乱,从而出现更年期综合征。患者绝经 1 年,近日出现入睡困难,易醒多梦,醒难再睡,精神萎靡,面部潮红,心烦易怒,头晕耳鸣,视物昏蒙,腰背酸软,心慌胸闷,手足心热,纳差,舌淡红,苔薄白,脉弦细、尺脉涩。四诊合参,当属肝肾亏虚证,中医诊断为脏躁。治以左归丸、甘麦大枣汤合四逆散加味。左归丸为纯补无泻之剂,可峻补真阴,对于肾阴亏损证有很好的疗效;虽然其较为滋腻,但其效显著,运用时可适当添加化湿理气之品,以防滋腻阻碍脾胃。左归丸中,重用大熟地为君;山茱萸固秘精气,山药补脾益阴,龟甲滋阴补髓,鹿角胶温壮肾阳以望"阳中求阴",皆为臣药;枸杞子补肝肾、益精血,菟丝子补肝肾、助精髓,川牛膝益肾强骨,俱为佐药。综观全方,三阴并补,水火交济。患者脏躁,故以甘麦大枣汤合四逆散用之;二者皆为仲景名方,是林老解决妇女更年期问题的惯用方。妇女出现更年期综合征,除了生理因素外,社会心理因素也极其重要,故在治疗上疏肝理气尤为重要。

【医案加减】心烦易怒,不易入睡,故加天花粉、栀子;睡眠不佳,易醒多梦,故加酸枣仁、茯神;药物滋腻,食欲不佳,故加砂仁、陈皮;患者基本康复,巩固疗效则精简药物,故去柴胡、白芍、枳实、茯神、天花粉、酸枣仁。

第十一章

消化系疾病

案一　慢性糜烂性胃炎

【医案初诊】梁某，女，42 岁，海南海口人，2021 年 11 月 8 日因反复胃脘痛半年余，加重 1 周来就诊。患者诉半年来反复胃脘痛，自行服药后可缓解，近 1 周胃脘痛明显加重。患者平素饮食不节，情绪不畅。

现症见：LMP 10 月 15 日，胃脘痛、反酸、嗳气，喜饮热水，心慌，右侧乳房痛，大便溏。舌质淡胖，苔薄白，脉弦。

胃镜显示：慢性浅表性胃炎伴底部出血糜烂。

【西医诊断】慢性糜烂性胃炎。

【中医诊断】胃痛。

【医案证型】脾胃虚寒兼肝郁气滞证。

【医案治则】温脾健胃，疏肝理气止痛。

【医案主方】黄芪建中汤合四逆散加减。

【医案药物】
黄　芪 20g	桂　枝 15g	白　芍 10g	生　姜 10g
柴　胡 10g	枳　实 15g	延胡索 15g	海螵蛸 20g
郁　金 15g	炙甘草 10g	墨旱莲 15g	石榴皮 10g
大　枣 10g			

【药物服法】14 剂，水煎服，1 剂/d，早晚饭后半小时各温服 150ml。同时注意规律饮食和情绪调整。

【医案复诊】2021 年 11 月 22 日（二诊）：患者诉服药后胃脘痛较前明显好转，仍有进食后反酸、嗳气，纳眠可，二便调。舌质淡胖，苔薄白，脉弦。予初诊方去石榴皮，加陈皮 10g，14 剂。煎服法同前，不适随诊。

2021 年 12 月 6 日（三诊）：患者诉胃脘痛较前好转，反酸较前减轻，偶有嗳气，舌质淡红、边有齿痕，苔薄白，脉弦。予二诊方加茯苓 20g，14 剂。

煎服法同前,不适随诊。

2021 年 12 月 20 日(四诊):患者诉无明显胃脘痛,无反酸、嗳气,余无明显不适,纳眠可,二便调。予三诊方 7 剂以巩固。煎服法同前,不适随诊。

【医案按语】本案为胃痛,查胃镜示慢性浅表性胃炎伴底部出血糜烂。患者平素饮食不节,多进食冷饮(海南地区湿热),导致脾胃虚寒,加之情绪不畅,故症见胃脘痛、反酸、嗳气、喜饮热水、心慌、右侧乳房痛、大便溏,舌质淡胖,苔薄白,脉弦。经四诊合参,辨病为胃痛,辨证当属脾胃虚寒兼肝郁气滞证。本案辨证与辨病相结合,故以黄芪建中汤合四逆散加味治之。黄芪建中汤出自《金匮要略·血痹虚劳病脉证并治》("虚劳里急,诸不足,黄芪建中汤主之"),是甘温补虚、缓急止痛的代表方剂。方中黄芪补脾益气,升阳固表,温补中焦,滋养后天;桂枝辛散温通,助阳化气,散寒祛寒;白芍养阴柔肝止痛;佐以大枣补脾养胃,生姜温胃散寒,炙甘草调气和中。诸药合用,共奏温补后天、调阴阳以生气血之效。四逆散出自《伤寒论》,本为治疗阳郁厥逆之方,功可透邪解郁,疏肝理脾。方中柴胡入肝、胆经,升发阳气,疏肝解郁,为肝家要药;白芍为臣,与柴胡合用,补养肝血,条达肝气,使柴胡升散而无耗伤阴血之弊,二者合用亦合肝体阴而用阳之性;枳实为佐,理气解郁,泄热破结,与柴胡合用,一升一降,调理气机;甘草调和诸药。

【医案加减】胃脘疼痛明显,故加延胡索、郁金,理气活血止痛;反酸明显,故加海螵蛸,制酸止痛;胃镜示慢性胃炎伴底部出血糜烂,故加墨旱莲止血;便溏,故以石榴皮止泻;嗳气,故加陈皮,健脾理气;患者服药后,舌边有齿痕,故加茯苓,健脾祛湿。

案二　慢性萎缩性胃炎

【医案初诊】周某,男,38 岁,海南海口人,2021 年 10 月 6 日因反复胃胀痛 5 年余来诊。患者诉 5 年来反复胃胀痛,进食后明显,自行服用"胃药"(具体不详)可缓解。

现症见:胃胀痛,口干苦,纳差,喜热饮,二便调,眠易醒,舌质淡红,苔薄白,脉弱。

胃镜及病理显示:(胃窦)慢性萎缩性胃炎。

【西医诊断】慢性萎缩性胃炎。

【中医诊断】胃痛。

【医案证型】脾胃虚寒证。

【医案治则】健脾和胃，理气止痛。

【医案主方】黄芪建中汤加减。

【医案药物】

黄 芪 20g	桂 枝 15g	白 芍 25g	生 姜 10g
大 枣 10g	黄 芩 10g	枳 壳 15g	槟 榔 15g
柴 胡 10g	厚 朴 15g	砂 仁 6g^{后下}	

【药物服法】14 剂，水煎服，1 剂 /d，早晚饭后半小时各温服 150ml。同时注意规律饮食。

【医案复诊】2021 年 10 月 20 日（二诊）：患者诉服药后胃胀痛好转，食欲较前好转，口干苦好转，大便干，眠易醒。舌质淡红，苔薄白，脉弱。予初诊方加柏子仁 15g、莱菔子 15g，14 剂。煎服法同前，不适随诊。

2021 年 11 月 3 日（三诊）：患者诉服药后诸症好转，余无明显不适。予二诊方 14 剂，煎服法同前，不适随诊。

2022 年 5 月 10 日（四诊）：上方加减治疗半年后，患者无明显不适，至我院复查电子胃镜示慢性胃炎。

【医案按语】胃为阳土，主受纳腐熟水谷，若胃中无火，犹如釜底少薪，无力消磨腐熟水谷，则脾脏无所传受，五脏六腑充养乏源，正气渐消，形体失养。饮食入胃，靠脾胃阳气的腐熟作用化为精微物质，以化生气血津液，滋养五脏六腑和四肢百骸。"十胃九寒。"脾胃虚寒可阻碍气机升降，影响运化。黄芪建中汤乃医圣张仲景创制，是为治疗"虚劳里急，诸不足"而设；它在同样治疗虚劳的"小建中汤"基础上增加黄芪，以增强补气建中之力。此方以甘味为主，意在守护中州，再佐以桂枝等辛味药物，意在通达阳气，使补而不滞。胃病日久可出现气滞、食积、虚热等证，因此患者可出现口干苦、纳差、便干、眠易醒等。因而用黄芩清虚热；枳壳、厚朴、砂仁行气止痛；槟榔消食积；柴胡疏肝理气。萎缩性胃炎患者黏膜腺体大部分消失、胃分泌功能降低，故重用白芍（味酸），助运纳腐熟。全方健脾和胃，理气止痛。

【医案加减】患者便干、眠易醒，故加柏子仁、莱菔子，可安神、润肠。

案三　功能性消化不良

【医案初诊】刘某，男，32 岁，海南海口人，2021 年 10 月 12 日因"近 1 个月来呕吐间作"就诊。患者诉 1 个月前因进食过多出现恶心、呕吐，呕吐物为胃内容物。自行服用"健胃消食片、益生菌"等药物，未见明显好转。

刻下症：进食后恶心、呕吐不消化食物，胃脘痞闷，时有嗳气，纳差，神疲乏力，大便稀溏，夜寐可。舌淡红，苔淡薄白，脉濡弱。

【西医诊断】功能性消化不良。

【中医诊断】呕吐。

【医案证型】脾胃虚弱证。

【医案治则】益气健脾，和胃降逆。

【医案主方】香砂六君子汤合半夏厚朴汤加减。

【医案药物】
党　参 15g	茯　苓 15g	白　术 15g	炙甘草 10g
陈　皮 10g	厚　朴 15g	苏　梗 10g	法半夏 15g
生　姜 3 片	竹　茹 10g	砂　仁 10g^{后下}	

【药物服法】7 剂，水煎服，1 剂 /d，早晚饭后半小时各温服 100ml。同时注意规律饮食。

【医案复诊】2021 年 10 月 19 日（二诊）：患者诉服药后呕吐好转，仍便溏，畏寒怕冷。予初诊方加干姜 10g、吴茱萸 10g，7 剂。煎服法同前，不适随诊。

2021 年 10 月 26 日（三诊）：患者诉服药后呕吐明显好转，仍有恶心感，纳差。予二诊方加藿香 10g、石菖蒲 15g，14 剂。煎服法同前，不适随诊。

此后随诊，1 个月后病情好转。

【医案按语】脾胃为后天之本、人体气机升降之枢纽，只有升降相因，纳化相得、燥湿相济，才能维持饮食物消化和水谷精微吸收、输布的功能活动正常。呕吐为胃失和降、胃气上逆所致，主要分为虚实两大类。实者常由外邪、饮食、痰饮、气滞等犯胃，致胃失和降，胃气上逆而发。虚者常因脾胃虚弱，胃失所养，胃气上逆所致。脾气以升为畅，胃气以降为顺。脾胃运化正常，可化生水谷精微，温养皮肤、腠理、官窍。若呕吐以脾虚为本，应重视健脾且不忘理脾调气。脾在窍为口，上通于天气胃口，下通于地气二阴，脾性主升，胃性主降，升降有序，则水谷化为精微，输布四散，无呕吐之患。先天不足、寒湿犯胃、劳倦伤脾等致脾虚胃弱，脾不升清，胃失和降，胃气上逆，则呕吐反复发作。本案中，患者脾胃虚弱，胃降失和，胃气上逆，则发呕吐。处方以香砂六君子汤合半夏厚朴汤加减。方中党参、白术、茯苓健脾养胃，苏梗、陈皮、砂仁、厚朴理脾行气止呕，法半夏、生姜、竹茹降逆除烦止呕，炙甘草调和诸药。

【医案加减】恶心、纳差，故加藿香、石菖蒲，醒脾化湿开胃；畏寒，便溏，故加干姜、吴茱萸，温阳健脾止泻。

案四 反流性食管炎

【医案初诊】李某，女，37岁，海南海口人，2021年3月6日因"胃脘部烧灼伴反酸2周"就诊。患者就诊时自诉胃脘部烧灼伴反酸2周，伴有恶心、胸胁胀痛、嗳气等症状，到医院做食管及胃镜检查，显示为胃食管反流，其间服用"奥美拉唑"后症状可好转，但停药后又复发。查体：腹软，无压痛及反跳痛，心肺及神经系统未见异常。舌质红，舌苔黄微腻，脉弦。胃镜：反流性食管炎（A级）。

【西医诊断】反流性食管炎。

【中医诊断】吞酸。

【医案证型】肝胃郁热证。

【医案治则】疏肝清热，降气和胃。

【医案主方】自拟疏肝清胃汤。

【医案药物】柴　胡 10g　黄　芩 10g　法半夏 15g　厚　朴 15g
茯　苓 20g　生　姜 10g　苏　梗 15g　海螵蛸 30g
陈　皮 10g　白　术 15g　大　枣 10g　蒲公英 20g
沉香粉 3g 后下

【药物服法】14剂，水煎服，1剂/d，早晚饭后半小时各温服150ml。同时注意规律饮食。

【医案复诊】2021年3月20日（二诊）：患者诉服药后反酸较前减轻，仍有恶心、胸胁胀痛、嗳气等症状，因前日饮食不节导致食欲减退。予初诊方加槟榔15g、炒麦芽15g，14剂。煎服法同前，不适随诊。

2021年4月3日（三诊）：患者诉偶有反酸、嗳气，因受凉后出现鼻塞、流涕，无发热。予疏肝清胃汤加蜜麻黄10g、白芷15g，14剂。煎服法同前，不适随诊。

2021年4月17日（四诊）：诉诸症减轻，余无明显不适。予疏肝清胃汤14剂，巩固疗效。煎服法同前，不适随诊。

【医案按语】《症因脉治》曰："呕吐酸水之因：恼怒忧郁，伤肝胆之气，木能生火，乘胃克脾，则饮食不能消化，停积于胃，遂成酸水浸淫之患矣。"本病以"肝气犯胃，胃失和降"为基本病机，以"情志不畅，肝气犯胃"为发病关键，以"气机郁滞，郁久化热"为转变特点。林老临证治疗本病，以小柴胡汤合半夏厚朴汤加减而成自拟疏肝清胃汤；小柴胡汤调节少阳枢机，半夏厚朴汤增强健脾祛湿之功，二方联手，相辅相成。方中柴胡畅肝气，黄芩、蒲公英解热毒，半夏降逆气，厚朴燥湿气，陈皮、苏梗理中气，茯苓健脾胃，生姜止寒呕，大枣调养气血，海螵蛸专于制酸，白术补气健脾、燥湿利水，沉香（味苦质重）温中降气而止呕。方中主药柴胡与黄芩，取小柴胡汤之意，用以疏解邪热，通畅经气（因为少阳邪气使经气不得利，郁久生热）；配合厚朴、陈皮，以达促进胃肠蠕动，通腑降逆的目的；半夏降逆止呕，兼顾主症。本方中的降逆药物，一为半夏、黄芩清热降逆，二为生姜温中和胃以降逆。综观本方特点，紧紧围绕肝胃郁热之病机，性寒凉可除肝胃之热，重行气可复失常之气机，健脾胃可增人体正气，达到疏肝清热、降气和胃之功效。

【医案加减】纳差，故加槟榔、炒麦芽，健脾消积；鼻塞、流涕，故加蜜麻黄、白芷，疏风散寒。

案五　厌　食　症

【医案初诊】张某，男，6岁，海南海口人，2021年8月25日因"厌食2个月余"就诊。患儿近2个月余无明显诱因出现纳谷不香，食量减少，经多处就医、中西医联合治疗效果不佳，遂至林老处就诊。

刻下症：纳差，无恶心呕吐，夜寐不宁，大便干、1～2天一行，小便正常，舌胖质偏红，苔薄黄，脉滑数。

查体：形体偏瘦，双肺呼吸音清，各心脏瓣膜听诊区未闻及杂音，腹软微膨，无压痛及反跳痛。

【西医诊断】小儿厌食症。

【中医诊断】小儿厌食症。

【医案证型】脾虚肝旺证。

【医案治则】运脾化滞,疏肝泄热。

【医案主方】自拟调肝理脾方。

【医案药物】
神　曲 15g	党　参 10g	怀山药 10g	炒麦芽 10g
甘　草 5g	白　术 10g	陈　皮 10g	莱菔子 10g
黄　芩 6g	蝉　蜕 6g	柏子仁 10g	

【药物服法】7 剂,水煎服,1 剂/d,早晚饭后半小时各温服 80ml。同时注意规律饮食。

【医案复诊】2021 年 9 月 1 日(二诊):患儿进食较前增多,大便日行 1 次、质软,仍夜寐不宁,睡时汗出。予初诊方加生牡蛎 15g、生龙骨 15g,7 剂。煎服法同前,不适随诊。

2021 年 9 月 8 日(三诊):患儿进食较初诊时明显增多,大便正常,夜寐可。予二诊方 7 剂,巩固疗效。煎服法同前,不适随诊。

嘱:患儿食量增加也不宜过食,应循序渐进。

停药 2 个月后随访,患儿食量恢复,诸症好转,体重增加 2kg 左右。

【医案按语】《杂病广要》言:"脾不和则食不化,胃不和则不思食。"《诸病源候论》载:"脾者脏也,胃者腑也。脾胃二气,相为表里,胃受谷而脾磨之,二气平调,则谷化而能食。"小儿厌食症主要病位在脾胃。胃主受纳腐熟,胃失通降,故患儿胃纳失常,久则形成积滞,导致食量减少;脾胃为气血生化之源,厌食日久,气血生化乏源,故患儿形体偏瘦。其次,饮食与情志密切相关。肝气不舒,乘脾犯胃,纳化失常,而致厌食。小儿为纯阳之体,肝常有余,邪易化热,中焦热邪引动肝风,肝火内生,耗气伤津,故可见大便干结难下;肝火横犯阳明经,可循经牵动心神,致夜寐不宁。因此,治疗小儿厌食症应当肝脾同调,调肝理脾。方用神曲、炒麦芽消食化积;党参、怀山药、白术健脾益气;陈皮、莱菔子降气消食通便,柏子仁润肠通便、安神助眠;黄芩、蝉蜕疏肝泄热;甘草调和诸药。全方健脾益气消食,疏肝清热,可使肝脾功能恢复正常,厌食得愈。

【医案加减】盗汗、夜寐不宁,故加生龙骨、生牡蛎,滋阴潜阳、重镇安神、敛汗。

案六　慢性泄泻

【医案初诊】吴某，女，38 岁，海南海口人，2021 年 7 月 1 日因"反复腹痛、大便次数增多 2 年"就诊。患者近 2 年反复腹痛、大便次数增多，发作时 3～5 次 /d，稀水便，无黏液脓血，便前腹痛，便后痛减，伴口苦、纳差，眠差。患者平素心烦，月经量少。自行口服"蒙脱石散"可缓解，停药即复发。

查体：腹软，无压痛及反跳痛，心肺及神经系统未见异常。舌质淡红，苔薄白微腻，脉弦。

电子肠镜：未见明显异常。

【西医诊断】腹泻型肠易激综合征。

【中医诊断】泄泻。

【医案证型】肝郁脾虚证。

【医案治则】疏肝理气，健脾止泻。

【医案主方】四逆散合痛泻要方加味。

【医案药物】柴　胡 10g　枳　实 10g　白　芍 15g　炙甘草 10g
　　　　　　防　风 15g　陈　皮 10g　白　术 15g　石榴皮 15g
　　　　　　远　志 15g　山　药 15g　麦　芽 15g　石菖蒲 15g

【药物服法】14 剂，水煎服，1 剂 /d，早晚饭后半小时各温服 150ml。同时注意规律饮食。

【医案复诊】2021 年 7 月 15 日（二诊）：患者诉腹痛减轻，大便 1～2 次 /d、稀糊状，仍乏力、纳差。予初诊方加茯苓 15g、白扁豆 15g，14 剂。煎服法同前，不适随诊。

2021 年 7 月 29 日（三诊）：患者诉偶有便前腹痛，大便 1～2 次 /d、稀糊状，仍有胸胁胀满。予二诊方加香附 15g、木香 15g，14 剂。煎服法同前，不适随诊。

2021 年 8 月 12 日（四诊）：患者诉诸症减轻，余无明显不适。予三诊方 14 剂，巩固疗效。煎服法同前，不适随诊。

【医案按语】《景岳全书·杂证谟·泄泻》谓："泄泻之本，无不由于脾胃。"慢性泄泻的治疗主要以疏肝、温脾、补肾为总原则。林老治疗泄泻常用痛泻要方合四逆散加减。情志抑郁、紧张多致肝气郁结，久而乘脾。方中白术补脾燥湿而补土虚，白芍养血柔肝而止痛，两药合用有土中泻木之意；陈皮理气燥湿，醒脾开胃；防风祛风解表，与白芍合用还可增强解痉止痛作用；柴胡疏肝解郁；枳实理气止痛；石榴皮涩肠止泻；山药可补肺脾肾三脏；远志、石菖蒲可交通心肾，除湿止泻；麦芽既能消食健脾，又可疏肝；炙甘草调和诸药，同时可健脾。林老多年来以此治疗泄泻患者不胜枚举，疗效甚佳。

【医案加减】乏力、纳差，故加茯苓、白扁豆，补气健脾开胃；胸胁胀满，故加香附、木香，疏肝理气止痛。

案七 便 秘

【医案初诊】林某，女，40岁，海南海口人，2021年9月12日因"大便干结难解5年"就诊。自服"泻药"可解，停药后大便立即复发。

现症见：大便干结如栗、5～7天一行，腹胀，时有干咳，面部有黄斑，月经尚调，LMP 9月1日，口干，睡眠差。舌淡、边有瘀斑，苔白腻，脉弦。

查体：腹软，左下腹有压痛，无反跳痛，心肺及神经系统未见异常。

【西医诊断】慢性便秘。

【中医诊断】便秘。

【医案证型】肠燥兼血瘀证。

【医案治则】润肠通便，止咳，活血。

【医案主方】麻子仁丸合杏苏散加减。

【医案药物】
杏 仁15g	火麻仁15g	白 芍15g	桃 仁15g
厚 朴15g	枳 实15g	苏 叶10g	蜜麻黄10g
生地黄15g	桔 梗15g	茯 神15g	甘 草5g
前 胡15g			

【药物服法】14剂，水煎服，1剂/d，早晚饭后半小时各温服150ml。同时注意规律饮食，多饮水，养成固定时间排便的习惯。

【医案复诊】2021年9月26日（二诊）：患者诉服药后腹胀较前减轻，排气较前变多，大便2～3天一行、质地较前变软、但仍干燥，仍时有干咳，口干，睡眠差等。予初诊方加莱菔子15g、柏子仁15g，14剂。煎服法同前，不适随诊。

2021 年 10 月 10 日（三诊）：患者诉服药期间大便日行 1 次、质地适中，前述症状均明显减轻。患者诉因家事烦恼，心绪不宁，睡眠差。予二诊方加生牡蛎 15g（先煎）、生龙骨 15g（先煎），14 剂。煎服法同前，不适随诊。

2021 年 10 月 31 日（四诊）：患者诉晨起或早饭后有便意、日行 1 次、质软，无干咳，口干较前好转，睡眠可。予三诊方 14 剂，煎服法同前，不适随诊。

【医案按语】本案患者既有大便干结，又时有干咳、口干等津亏液少之象，还有舌边有瘀斑、面部黄斑等瘀血之象，显属肠燥兼血瘀型便秘。方中麻子仁性味甘平，质润多脂，功能润肠通便；杏仁上肃肺气，下润大肠，具有止咳通便功能；桃仁既能活血化瘀，又可通便、止咳；白芍养血敛阴，缓急止痛；枳实、厚朴可行气导滞；蜜麻黄、苏叶宣发肺气而止咳；前胡降气化痰止咳；桔梗、枳实，一升一降，可通调肺与大肠之气机；桔梗宣肺利咽；茯神健脾安神；生地黄养阴生津以润燥；甘草调和诸药。诸药合用，共奏润肠通便、止咳、活血之效。

【医案加减】心绪不宁，睡眠差，故加生牡蛎、生龙骨，重镇安神、滋阴潜阳；便干、睡眠差，故加莱菔子、柏子仁，润肠通便、安神助眠。

案八　腹　痛

【医案初诊】吴某，女，38 岁，海南海口人，2021 年 11 月 23 日因"反复腹痛 1 年"就诊。患者自诉 1 年前无明显诱因出现腹部疼痛，呈间断性钝痛，可忍受，不定时发作，热饮或热敷可缓解。

现症见：腹痛，腹胀，口苦，便溏，纳差，月经量少，平素易心烦，腰酸、怕冷。舌淡、苔薄白，脉弦涩。

查体：全腹软，无压痛，无反跳痛，心肺及神经系统未见异常。

腹部 CT、彩超：均未见明显异常。排除器质性疾病。

【西医诊断】慢性腹痛。

【中医诊断】腹痛。

【医案证型】肝郁寒凝气滞证。

【医案治则】散寒止痛，疏肝理气。

【医案主方】四逆散合四逆汤加味。

【医案药物】干　姜10g　炙甘草10g　柴　胡10g　制附子10g^先煎1小时

枳　实15g　白　芍15g　延胡索15g　郁　金15g

厚　朴15g　山　药15g　杜　仲15g

【药物服法】14剂，水煎服，1剂/d，早晚饭后半小时各温服150ml。同时注意腹部保暖。

【医案复诊】2021年12月7日（二诊）：患者诉服药后腹部疼痛程度较前减轻、频次较前减少，余症均较前减轻，但仍有口苦、晨起明显，舌脉同前。予初诊方加黄芩10g，14剂。煎服法同前，不适随诊。

2021年12月21日（三诊）：患者诉因前2天天气突变，出现鼻塞、流涕等症，腹痛等症均较前好转，大便正常，舌质淡红，苔薄白，脉弦。予二诊方加蜜麻黄10g、白芷15g，14剂。煎服法同前，不适随诊。

停药1个月后，电话随访，患者诉未再出现腹痛等症。

【医案按语】《素问·举痛论》云："寒气客于肠胃之间，膜原之下，血不得散，小络急引故痛。"《诸病源候论》云："腹痛者，由腑脏虚，寒冷之气，客于肠胃、募原之间，结聚不散，正气与邪气交争相击，故痛。"本案患者，腹痛、怕冷、喜温喜热，便溏，可见体内有寒凝；平素易心烦，腹胀，可见有肝郁气滞；整体辨证为肝郁寒凝气滞证。方中柴胡升发阳气，疏肝解郁，透邪外出；白芍敛阴养血，柔肝止痛；枳实理气解郁；制附子上助心阳以通脉，中温脾阳而散寒，下补肾火而回阳，可峻补元阳；干姜温中散寒，温阳守中，回阳通脉；延胡索、郁金、厚朴行气止痛；山药同补肺脾肾三脏；杜仲补肝肾，强筋骨；炙甘草调和诸药，益脾和中。诸药合用，共奏疏肝理气、散寒止痛之功。

【医案加减】口苦，故加黄芩，与柴胡组成对药，清肝经之火；鼻塞、流涕，故加蜜麻黄、白芷，疏散风寒，宣通鼻窍。

第十二章

肝胆系疾病

案一　慢性乙型病毒性肝炎 1

【**医案初诊**】符某，男，45岁，海南海口人，2020年3月4日因"反复右胁肋疼痛不适20余年，加重1周"就诊。患者20余年前因胁肋疼痛不适而就诊于外院，诊断为"慢性乙型病毒性肝炎"，经保肝、降酶等中西医结合治疗后好转，但上述症状仍时有反复。近1周来，患者右胁肋疼痛加重，伴胸闷、怕冷等症。患者曾多次拒绝西药抗病毒治疗，要求中医治疗，遂来就诊。

现症见：右胁肋疼痛，以隐隐胀痛为主，情绪不佳时明显，胸闷，怕冷，平素易感冒，口臭，纳差，易犯困，但眠差易醒，腰酸痛，视物重影，小便易分叉，大便溏，舌淡，苔黄白相间，脉沉弦无力。

查体：肝区叩击痛（+）。

乙肝六项检查提示"大三阳"；肝功能：谷丙转氨酶（ALT）212U/L，谷草转氨酶（AST）60U/L；HBV-DNA定量：1.5e＋05cps/ml。甲胎蛋白（AFP）10ng/ml。肝胆胰脾彩超未见异常。

【**西医诊断**】慢性乙型病毒性肝炎（活动期）。

【**中医诊断**】肝着。

【**医案证型**】阳虚肝郁，兼夹湿热证。

【**医案治则**】温阳补虚，疏肝解郁，兼以清热利湿。

【**医案主方**】四逆汤合四逆散加味。

【**医案药物**】

柴　胡15g	干　姜10g	炙甘草10g	制附子15g先煎
白　芍15g	枳　壳15g	半边莲15g	半枝莲15g
田基黄15g	酸枣仁30g	白茅根30g	白花蛇舌草15g
菊　花10g			

【药物服法】14剂，水煎服，1剂/d，早晚饭后半小时各温服200ml。同时嘱咐饮食避免辛辣刺激，保持心情舒畅，勿过度劳累。

【医案复诊】2020年3月18日（二诊）：患者服药后右胁肋疼痛较前稍缓解，怕冷、胸闷明显好转，精神转佳，饮食、睡眠、视物重影改善，腰酸痛减轻，但仍有口臭，活动后易乏力，小便偏黄，大便稍成形，舌淡暗，苔黄白相间，脉沉弦而软。予初诊方加党参20g、赤芍15g，14剂。煎服法同前，不适随诊。嘱咐下次复诊前完善肝功能检查。

2020年4月1日（三诊）：患者服药后右胁肋疼痛好转，偶有胸闷，稍怕冷，眠可，胃纳可，视物清晰，活动后稍乏力，无明显腰痛，口臭缓解，小便稍黄，大便成形，舌淡暗，苔白，脉沉弦。复查肝功能：ALT 105U/L，AST 50U/L。予二诊方去半边莲、半枝莲、菊花，减制附子为10g、酸枣仁为15g，30剂。煎服法同前，不适随诊。

2020年5月1日（四诊）：患者服药后右胁肋已无明显疼痛，无胸闷、怕冷，眠可，纳可，无乏力、腰痛、口臭等症，小便可，大便调，舌淡红，苔薄白，脉弦。复查肝功能：ALT 42U/L，AST 31U/L。予三诊方去白茅根、酸枣仁，减制附子为5g，30剂。煎服法同前，不适随诊。

7月5日电话随访：患者肝功能正常，HBV-DNA定量低于检测值下限（阴性），乙肝六项提示"小三阳"。嘱咐患者定期复查。

【医案按语】患者20余年前因反复右胁肋疼痛不适在外院明确诊断为"慢性乙型病毒性肝炎"，症状反复，但患者拒绝抗病毒治疗，而寻求中医治疗。患者临床表现为右胁肋疼痛，以隐隐胀痛为主，情绪不佳时明显，胸闷，怕冷，口臭，纳差，易犯困，但眠差易醒，腰酸痛，视物重影，小便易分叉，大便溏，舌淡，苔黄白相间，脉沉弦无力；经四诊合参，辨证当属阳虚肝郁，兼夹湿热。"正气存内，邪不可干。"患者素体偏弱，且为阳虚之体，加之平素情绪不畅，影响肝之疏泄，以致易感外邪，此为内因、为本；乙型肝炎病毒（HBV）多为湿热之毒，侵袭人体，而为外因、为标。内外相合，而共同致病。治疗上宜标本同治、寒温并用，故本案主选四逆汤合四逆散，配以清热利湿解毒之品。四逆汤与四逆散皆出自张仲景《伤寒论》。其中，四逆汤可温阳补虚散寒。方中附子大辛大热，入心、脾、肾经，温壮元阳，破散阴寒，为君药；干姜辛热，入心、脾、肺经，与附子相须为用，以增温阳散寒之力，助阳通脉，为臣药；炙甘草一者"益气补中，与姜、附温补合用，以治虚寒之

本"，二者"可缓和干姜、附子峻烈之性"，三者"调和药性，使药力持久"，是
为佐药而兼使药之用。四逆散可疏肝行滞。方中柴胡入肝、胆经，升发阳
气，疏肝解郁，透邪外出，为君药；白芍敛阴，养血柔肝为臣，且与柴胡合
用，以补养肝血，条达肝气，可使柴胡升散而无耗伤阴血之弊（二者恰适肝
体阴用阳之性，为疏肝法之基本配伍）；佐以枳实理气解郁，泄热破结，且与
柴胡为伍，一升一降，加强舒畅气机之功，并奏升清降浊之效，而与白芍相
配，又能理气和血，使气血调和；使以甘草，调和诸药，益脾和中。由于四逆
散有疏肝理脾之功，所以林老常以四逆散加减治疗肝脾气郁所致胁肋脘腹
疼痛诸症。四逆汤与四逆散合用加减，共奏温阳补虚、疏肝解郁之效。

【医案加减】HBV 多为湿热之毒，宜用半边莲、半枝莲、田基黄、白花
蛇舌草清热利湿解毒以治标；伴有睡眠差，故加酸枣仁，以养血安神；伴视
物重影，故加菊花，以清肝明目；伴小便分叉，故加白茅根，以清热利尿；伴
有乏力，故加党参，以补气健脾；久病必瘀，同时患者舌质暗，故加赤芍散
瘀；根据证候变化，患者湿热渐清则去半边莲、半枝莲、菊花，阳虚渐缓则减
制附子。

案二　慢性乙型病毒性肝炎2

【医案初诊】李某，女，53 岁，海南文昌人，2021 年 4 月 12 日因"反复
右胁隐痛不适 30 余年，加重伴失眠 1 个月"就诊。患者 30 余年前无明显诱
因出现右胁隐痛不适而就诊于外院，诊断为"慢性活动性乙型病毒性肝炎"，
经保肝等对症支持治疗后上述症状好转（具体不详），但常因熬夜劳累而症
状反复，时轻时重。近 1 个月来，患者反复失眠，以致右胁隐痛再次加重，
伴潮热、尿频，遂来就诊。

现症见：右胁肋隐痛，眠浅易醒，午后潮热，夜间盗汗，口干喜饮，纳食
一般，夜尿频，小便短黄，大便干，舌暗红，苔少、根部稍黄腻，脉弦细。

查体：肝区叩击痛（+）。

乙肝六项检查提示"小三阳"；肝功能：ALT 190U/L，AST 62U/L；HBV-
DNA 定量：1.2e＋04cps/ml。AFP 15ng/ml。肝胆胰脾彩超：肝实质回声稍
增粗。

建议患者行抗病毒治疗，但患者拒绝，要求中医中药治疗。

【**西医诊断**】慢性乙型病毒性肝炎（活动期）。

【**中医诊断**】肝着。

【**医案证型**】心肝阴虚，兼夹湿热证。

【**医案治则**】滋阴养血，补心安神，兼清热利湿。

【**医案主方**】天王补心丹加味。

酸枣仁 30g	柏子仁 10g	当　归 20g	天　冬 10g
麦　冬 10g	生地黄 20g	党　参 15g	丹　参 15g
玄　参 20g	茯　苓 15g	五味子 10g	远志肉 10g
桔　梗 10g	半边莲 15g	半枝莲 15g	田基黄 15g
土茯苓 15g	败酱草 15g	炙甘草 10g	白花蛇舌草 15g
淮小麦 30g	大　枣 15g		

【**药物服法**】14 剂，水煎服，1 剂 /d，早晚饭后半小时各温服 200ml。同时嘱咐饮食避免辛辣刺激，保持心情舒畅，勿熬夜劳累。

【**医案复诊**】2021 年 4 月 25 日（二诊）：患者服药后睡眠较前改善，但仍易醒，右胁肋隐痛减轻，潮热、盗汗好转，口干、纳食改善，夜尿次数减少，小便稍短黄，大便偏干，舌暗红，苔少、根部薄黄腻，脉弦细。予初诊方加川芎 10g、生龙骨 25g^{先煎}、生牡蛎 25g^{先煎}，30 剂。煎服法同前，不适随诊。嘱咐下次复诊前完善肝功能检查。

2021 年 5 月 25 日（三诊）：患者服药后睡眠改善，易醒症状明显好转，右胁肋隐痛明显减轻，偶有潮热、盗汗，稍口干，纳食可，夜尿次数明显减少，小便可，大便调，舌暗红，苔薄白，脉弦。肝功能：ALT 62U/L，AST 41U/L。予二诊方去桔梗、土茯苓、败酱草、白花蛇舌草、玄参，加醋鳖甲^{先煎}30g，30 剂。煎服法同前，不适随诊。

2021 年 6 月 25 日（四诊）：患者服药后睡眠佳，偶右胁肋隐痛不适，未见潮热、盗汗，稍口干，纳食可，夜尿 1 次，小便可，大便调，舌暗红，苔薄白，脉弦。肝功能：ALT 30U/L，AST 35U/L。予三诊方减酸枣仁为 15g、当归为 10g、生地黄为 15g，30 剂，巩固疗效。煎服法同前，不适随诊。

7 月 29 日电话随访：肝功能正常，HBV-DNA 定量低于检测值下限（阴性），乙肝六项仍提示"小三阳"，肝胆胰脾彩超未见明显异常。嘱患者定期复查复诊。

【**医案按语**】患者 30 余年前因反复右胁隐痛在外院明确诊断为"慢性

活动性乙型病毒性肝炎",症状反复,但患者拒绝抗病毒治疗,要求中医治疗。患者临床表现为右胁肋隐痛,眠浅易醒,午后潮热,夜间盗汗,口干喜饮,纳食一般,夜尿频,小便短黄,大便干,舌暗红,苔少、根部稍黄腻,脉弦细;经四诊合参,辨证当属心肝阴虚,兼夹湿热。治疗上辨病与辨证相结合,标本同治(心肝阴虚为本,湿热为标),故选天王补心丹加减。天王补心丹出自《校注妇人良方》,虽为补养安神而设,但病机属心肝阴虚者皆可用之。方中重用甘寒之生地黄,入心能养血,入肾能滋阴,故能滋阴养血,壮水以制虚火,为君药;天冬、麦冬滋阴清热,酸枣仁、柏子仁养心安神,当归补心血,共助生地黄滋阴补血以养心安神,俱为臣药;玄参滋阴降火,茯苓、远志养心安神,党参补气以生血、并能安神益智,五味子之酸以敛心气、安心神,丹参清心活血、合补血药使补而不滞则心血易生,以上共为佐药;桔梗为舟楫、载药上行以使药力缓留于上部心经,炙甘草调和诸药,共为使药。诸药相伍,共奏滋阴液、养肝血、安心神之功,以缓不荣则痛。

【医案加减】半边莲、半枝莲、田基黄、白花蛇舌草是林老治疗慢性乙型病毒性肝炎的常用组合,用以清热祛湿解毒;加土茯苓、败酱草,可加强解毒化瘀之功;因伴有盗汗,故加淮小麦、大枣,取甘麦大枣汤之意,以养阴止汗;加川芎行气活血;因患者失眠易醒,故加生龙骨、生牡蛎以镇惊安神,另加鳖甲(血肉有情之品)以滋阴潜阳。

案三　非酒精性脂肪肝

【医案初诊】张某,男,40岁,海南定安人,平素不饮酒,2021年6月15日因"反复右胁胀痛不适5年余,加重伴纳差半月"就诊。患者5年前因右胁胀痛不适就诊于外院,诊断为"脂肪肝",经保肝、降酶等对症治疗后上述症状好转(具体不详),但仍时有发作,尤以情绪不佳时右胁胀痛明显。近半月来,患者右胁胀痛加重,伴有纳差、腹胀等症状,遂来就诊。

现症见:右胁胀痛,情绪不佳时加重,伴纳差、腹胀,时有胸闷,睡眠不佳,多梦易醒,小便偏黄,大便偏干,舌暗红,苔白,脉弦滑。

查体:形体偏胖,肝区叩击痛(+)。

肝脏病原学检查未见异常;肝功能:ALT 92U/L,AST 51U/L;血脂:总胆固醇(TC)6.82mmol/L,甘油三酯(TG)3.51mmol/L,高密度脂蛋白胆固醇

（HDL-C）0.85mmol/L，低密度脂蛋白胆固醇（LDL-C）4.62mmol/L。肝胆胰脾彩超：脂肪肝。

【西医诊断】脂肪肝。

【中医诊断】肝癖。

【医案证型】肝郁脾滞证。

【医案治则】疏肝解郁。

【医案主方】四逆散加味。

<blockquote>
柴　胡15g　　白　芍15g　　枳　实15g　　炙甘草15g
山　楂10g　　生麦芽30g　　莱菔子15g　　建　曲10g
合欢花10g　　茯　神20g
</blockquote>

【药物服法】14剂，水煎服，1剂/d，早晚饭后半小时各温服200ml。同时嘱咐加强运动，饮食清淡，避免油腻，保持心情舒畅，勿熬夜劳累。

【医案复诊】2021年6月29日（二诊）：患者服药后右胁痛减轻，腹胀缓解，纳差好转，偶有胸闷，睡眠稍改善，但仍多梦易醒，小便稍黄，大便仍偏干，舌暗红，苔白稍腻，脉弦滑。予初诊方加酸枣仁25g、生龙骨25g^{先煎}、生牡蛎25g^{先煎}、浙贝母20g、玄参20g，21剂。煎服法同前，不适随诊。嘱咐下次复诊前完善肝功能及血脂检查。

2021年7月20日（三诊）：患者服药后无明显右胁痛，无腹胀，食可，无胸闷，睡眠佳，纳食可，夜尿次数明显减少，小便可，大便调，舌淡红，苔薄白，脉弦。肝功能：ALT 50U/L，AST 36U/L；血脂：TC 5.60mmol/L，TG 1.62mmol/L，HDL-C 1.01mmol/L，LDL-C 3.52mmol/L。予二诊方去酸枣仁、合欢花、生龙骨，再续30剂巩固。煎服法同前，不适随诊。

8月20日电话随访：肝功能及血脂正常，肝胆胰脾彩超未见明显异常。嘱患者继续保持良好生活习惯，适当运动，饮食清淡，保持乐观。

【医案按语】患者平时饮食不节、喜怒无常，长此以往导致形体偏胖、肝脏失和、气血失调，故而引起脂肪肝。患者临床表现为右胁胀痛，情绪不佳时加重，伴纳差、腹胀，时有胸闷，睡眠不佳，多梦易醒，小便偏黄，大便偏干，舌暗红，苔白，脉弦滑。经四诊合参，辨证当属肝郁脾滞。肝为风木之脏，主疏泄而藏血，其气升发，喜条达而恶抑郁；若情志不畅，肝失疏泄，气机郁滞，不通则痛，故本案主方选四逆散。四逆散出自张仲景《伤寒论》，可透邪解郁，使邪去郁解，气血调畅，清阳得升，则四逆自愈。本方虽为"四逆"而设,但重在"解郁行滞"。肝脾两脏之间关系密切,有"见肝之病,知肝传脾"之说,故肝气犯脾、肝郁脾滞为常见病证,临床以胁肋疼痛、脘腹胀满、腹痛腹泻为主要症状。从本方用药来看,柴胡、白芍疏肝柔肝,枳实行气理脾,具有肝脾同调的功效。因此,林老将四逆散视为治疗肝郁脾滞证的首选方。

【医案加减】纳差、腹胀,故加山楂、神曲、莱菔子、麦芽,以行滞消胀、开胃消食;伴失眠、多梦易醒,故加合欢皮、茯神以解郁宁心安神,加酸枣仁以养血安神,加生龙骨、生牡蛎以镇惊安神;大便偏干,故配玄参增液通便;同时,辨病与辨证相结合,加浙贝母,取消瘰丸之意,以消癖。

案四 肝硬化失代偿期

【医案初诊】符某,男,62 岁,海南海口人,2020 年 5 月 18 日因"腹胀、身目尿黄 6 天"就诊。患者 6 天前因劳累出现腹胀,全身发黄,双目黄染,小便短黄;既往曾在我院诊断为"乙型肝炎后肝硬化(代偿期)",目前规律口服"恩替卡韦"抗病毒治疗。

现症见:脘腹胀满,身黄,双目发黄,面黄而晦暗,纳差,乏力,右胁胀痛不适,时头晕,偶胸闷,口干口苦且黏腻,双下肢水肿,尿黄如浓茶、量少,大便 2 天未解,舌质红、边有齿痕,苔黄腻,脉缓。

查体:面黄晦暗,巩膜黄染,颈部可见数个蜘蛛痣,腹部稍膨隆,未见腹壁静脉曲张,肝区叩击痛(+),肝肋下未触及,脾肋下 1.5cm 可触及、质软、边清,移动性浊音(+),双下肢轻度凹陷性水肿。

肝功能:ALT 168U/L,AST 92U/L,总胆红素(TBIL)79μmol/L,结合胆红素(DBIL)40μmol/L,A/G 0.75,ALB 27g/L;乙肝六项提示"小三阳";全腹 CT 平扫:肝硬化伴有大量腹水,脾大。

建议患者住院治疗,但患者拒绝,希望门诊中药治疗。

【西医诊断】乙型肝炎后肝硬化失代偿期。

【中医诊断】臌胀,黄疸。

【医案证型】脾虚气滞,湿热瘀滞证。

【医案治则】健脾除满,清热利湿,化瘀行滞。

【医案主方】中满分消丸加味。

党　参 15g	炒白术 15g	茯　苓 30g	炙甘草 15g
陈　皮 10g	法半夏 10g	枳　实 10g	厚　朴 10g
猪　苓 20g	泽　泻 30g	黄　芩 10g	砂　仁 5g^{后下}
干　姜 5g	黄　连 5g	知　母 10g	姜　黄 10g
半枝莲 15g	半边莲 15g	田基黄 20g	酒大黄 10g
白花蛇舌草 15g			

【药物服法】15 剂，水煎服，1 剂 /d，上、下午各温服 200ml。同时嘱咐保持心情舒畅，优质蛋白饮食，注意休息。

【医案复诊】2021 年 6 月 3 日（二诊）：患者服药后脘腹胀满缓解，纳差、乏力改善，头晕、胸闷减轻，仍右胁胀痛、身黄、目黄、面黄晦暗，口干口苦及黏腻感好转，双下肢水肿较前减轻，小便量增多，大便可，舌稍红、边有齿痕，苔薄黄腻，脉缓。予初诊方加赤芍 30g、土鳖虫 10g、醋鳖甲^{先煎}25g，30剂。煎服法同前，不适随诊。

2021 年 7 月 3 日（三诊）：患者服药后脘腹胀满明显缓解，纳差、乏力明显改善，右胁胀痛减轻，身黄、目黄、面黄晦暗好转，口干口苦及黏腻感好转，双下肢水肿明显减轻，小便量多、颜色较前转清，大便溏，舌淡红、边有齿痕，苔薄腻，脉缓。肝功能：ALT 78U/L，AST 59U/L，TBIL 52μmol/L，DBIL 30μmol/L，A/G 0.9，ALB 30g/L；肝胆胰脾及腹腔彩超：肝硬化伴有少量腹水，脾大。予二诊方去黄连、黄芩、酒大黄、猪苓，减泽泻为 15g，30 剂。煎服法同前，不适随诊。

2021 年 8 月 3 日（四诊）：患者服药后脘腹已无胀满，未见身黄、目黄，食可，无乏力，无口干口苦及口中黏腻感，偶右胁胀痛，面色稍晦暗，双下肢无水肿，小便可，大便调，舌淡红，苔薄白，脉弦缓。肝功能：ALT 48U/L，AST 40U/L，TBIL 31μmol/L，DBIL 19μmol/L，A/G 1.1，ALB 32g/L；肝胆胰脾及腹腔彩超：肝硬化，脾大。患者腹水已消、黄疸已除，改以逍遥散送服鳖甲煎丸治疗其肝硬化。

9 月 20 日电话随访：肝功能已正常，肝胆胰脾彩超仍提示肝硬化、脾大；嘱咐患者定期复诊，按时服药，饮食避免辛辣刺激，保持心情舒畅。

【医案按语】患者因慢性乙型病毒性肝炎发展为乙型肝炎后肝硬化，病情控制不佳，导致腹水及黄疸的产生，最终发展为肝硬化失代偿期。患者临床表现为脘腹胀满，身黄，双目发黄，面黄而晦暗，纳差，乏力，右胁胀痛不适，时头晕，偶胸闷，口干口苦且黏腻，双下肢水肿，尿黄如浓茶、量少，大便2天未解，舌质红、边有齿痕，苔黄腻，脉缓；经四诊合参，辨证当属脾虚气滞，湿热瘀滞。患者感受湿热之毒，侵袭肝脾，则肝气郁结，气机阻滞，脾失健运，湿浊内生，久则气滞血郁、湿停血阻，脉道壅塞，出现肝脾血瘀证，进而累及肾脏，下焦气化不行，水浊不能排出，以致气滞、血瘀、水聚加重，实者愈甚，正气日衰，病势加重，故本虚标实、虚实交错是本病的病机特点。治疗上注意标本同治，虚实同调，故本案主方选中满分消丸。"诸湿肿满，皆属于脾……诸胀腹大，皆属于热。"中满分消丸出自李东垣的《兰室秘藏》。方中黄芩、黄连均味苦性寒，清热燥湿，泻火解毒，合为君药；半夏、厚朴苦辛温燥，均有燥湿之功，前者长于辛开散结、消痞降逆，后者长于行气开郁、下气除满，又有枳实破气消积，陈皮理气燥湿（"气行则水行，气滞则水停"，上四味旨在理气以畅三焦水道、除湿聚中满），而知母苦寒质润，能清热泻火除烦，合芩、连能清三焦之热，上下同治，使邪热无可藏之处，则湿无热依，热无湿藏，湿热之邪可同消也，且性寒质润能生津润燥以防苦燥伤津，是以共为臣药；党参、白术、茯苓、炙甘草、猪苓、泽泻同用，既有四君子汤健脾益气、助脾运化水湿之义，合芩、连又有四苓汤渗湿利水之义，加之姜黄活血行气，乃针对臌胀气、血、水壅结之病机而设，且用干姜、砂仁以温中，能制诸药苦寒之性太过，是以共为佐药。炙甘草兼作使药，调和诸药。全方共奏健脾除满、清热利湿、化瘀行滞的功效。

【医案加减】HBV属湿热毒邪，故加半枝莲、半边莲、白花蛇舌草、田基黄，以清热利湿解毒；伴有大便不畅，故加酒大黄，以化瘀通便；因患者已发展为肝硬化，辨病与辨证相结合，故加赤芍、土鳖虫、醋鳖甲，以逐瘀散结。

案五　胆　结　石

【医案初诊】黄某，男，38岁，海南临高人，2021年10月16日因"反复右上腹疼痛2年余，再发加重1周"就诊。患者2年前因右上腹疼痛就诊于我院，诊断为"胆结石伴胆囊炎"，经消炎、止痛等对症治疗后上腹痛缓解，近2年来腹痛鲜有发作。1周前，患者因与同事争执后出现右上腹疼痛，逐渐加重，遂前来就诊。

现症见：右上腹疼痛，以胀痛为主，情绪不畅时明显，时口干口苦，时胸闷，无心慌，食可，睡眠一般，小便可，大便调，舌暗红，苔薄黄腻，脉弦。

查体：墨菲征（±）。肝胆胰脾彩超：胆囊泥沙样结石。

【西医诊断】胆结石。

【中医诊断】腹痛。

【医案证型】肝郁湿热证。

【医案治则】疏肝行气，清热利湿排石。

【医案主方】四逆散合三金排石汤加味。

柴　胡 15g　枳　实 15g　白　芍 15g　炙甘草 15g

金钱草 15g　鸡内金 15g　郁　金 10g　海金沙 15g^{包煎}

延胡索 15g　绵茵陈 30g

【药物服法】15 剂，水煎服，1 剂 /d，上、下午各温服 200ml。同时嘱咐保持心情舒畅，清淡饮食，注意休息。

【医案复诊】2021 年 11 月 1 日（二诊）：患者服药后右上腹胀痛稍缓解，情绪稍转佳，口干口苦好转，时胸闷，无心慌，食可，睡眠一般，小便可，大便调，舌暗红，苔薄腻，脉弦。予初诊方加川楝子 10g，30 剂。煎服法同前，不适随诊。

2021 年 12 月 1 日（三诊）：患者服药后右上腹胀痛明显缓解，情绪可，无明显口干口苦，无胸闷心慌，食可，眠可，小便可，大便偏干，舌暗红，苔薄腻，脉弦。予二诊方加赤芍 10g、酒大黄 10g，30 剂。煎服法同前，不适随诊。

2022 年 3 月 16 日，患者携带朋友前来治疗胆结石，诉服用上次 30 剂中药后，自行再抓 30 剂服用，近日复查肝胆胰脾彩超未见胆囊结石。

【医案按语】患者曾因右上腹疼痛在我院诊断为"胆结石伴胆囊炎"，此次因为情绪激动后再次诱发。患者临床表现为右上腹疼痛，以胀痛为主，情绪不畅时明显，时口干口苦，时胸闷，无心慌，食可，睡眠一般，小便可，大便调，舌暗红，苔薄黄腻，脉弦；经四诊合参，辨证当属肝郁湿热。长期肝气郁结，进而化湿蕴热，湿热交阻，致胆液蒸熬，凝结成石；若胆石处于静止状态，可表现为"有病无证"，而在胆绞痛发作时表现为肝郁气滞，不通则痛。治疗上，应辨证与辨病相结合，故本案主方选四逆散、三金排石汤。四逆散疏肝解郁、行气止痛，是林老用以治疗胁肋脘腹诸痛的主方；三金排石汤是林老用来治疗结石类疾病的验方。三金排石汤由金钱草、鸡内金、海金沙组成。金钱草清热利湿、排石解毒、散瘀止痛，鸡内金健脾开胃、消积化石，海金沙清利湿热、通淋止痛；三药合用，共奏清热利湿排石之功。两方合用，集疏肝行气、缓急止痛、清热利湿、利胆排石等效于一身。

【医案加减】加郁金，以增强活血止痛之效；加延胡索、川楝子，取金铃子散之意，以加强行气活血止痛之力；加绵茵陈，清热除湿，利胆；舌暗红、大便偏干，加赤芍、酒大黄，以活血通便。

案六　慢性胆囊炎

【医案初诊】范某，男，40岁，海南屯昌人，2021年11月6日因"反复右胁肋胀痛2年余，再发加重5天"就诊。患者2年前饮酒后出现右胁肋胀痛不适，当时未重视，后逐渐加重，就诊于某三甲医院查肝胆胰脾彩超提示"胆囊炎"，经消炎利胆等治疗后右胁肋胀痛好转，但仍反复发作，常自服"消炎利胆片"缓解。5天前，患者与人争执后再次出现右胁肋胀痛，自服"消炎利胆片"不能缓解，遂来就诊。

现症见：右胁肋胀痛，易怒，纳可，口干口苦，眠差易醒，腹胀，小便短黄，大便干结难解、3天一行，舌暗红，苔薄黄腻，脉弦滑。

查体：墨菲征（+）。肝胆胰脾彩超：慢性胆囊炎。

【西医诊断】慢性胆囊炎。

【中医诊断】胆胀。

【医案证型】肝胆郁结，湿热壅滞。

【医案治则】疏肝利胆，清泻湿热，通便导滞。

【医案主方】四逆散、茵陈蒿汤合小承气汤加减。

柴　胡 15g	枳　实 15g	白　芍 15g	炙甘草 15g
茵　陈 30g	炒栀子 15g	厚　朴 10g	枳　实 10g
延胡索 10g	郁　金 10g	生大黄 10g^{后下}	

【药物服法】7剂，水煎服，1剂/d，上、下午各温服200ml。同时嘱咐保持心情舒畅，清淡饮食，注意休息。

【医案复诊】2021年11月12日（二诊）：患者服药后右胁肋胀痛稍好转，腹胀减轻，大便次数增多、且较前顺畅，睡眠好转，仍口干口苦，时有恶心，纳食可，小便偏黄，舌暗红，苔薄黄腻，脉弦滑。予初诊方去生大黄，加酒大黄 10g、黄芩 10g、生姜 10g、川楝子 10g，7 剂。煎服法同前，不适随诊。

2021 年 11 月 18 日（三诊）：患者服药后右胁肋胀痛基本缓解，情绪转佳，无腹胀，睡眠可，偶口干口苦，无恶心，饮食可，小便稍黄，大便可，舌暗红，苔薄黄，脉弦滑。予二诊方去厚朴、枳实、酒大黄，巩固治疗 10 剂。

11 月 30 日电话回访，患者右胁肋痛已除，余症未见。

【医案按语】患者饮酒后出现右胁肋痛，在外院诊断为胆囊炎，虽经治疗后好转，但因情绪不畅再次诱发胆囊炎发作。患者临床表现为右胁肋胀痛，易怒，纳可，口干口苦，眠差易醒，腹胀，小便短黄，大便干结难解、3 天一行，舌暗红，苔薄黄腻，脉弦滑；经四诊合参，辨证当属肝胆郁结、湿热壅滞。情志不遂、饮食失节导致肝胆疏泄失职、气血不畅、湿热内生、腑气不通，以致胆失通降、不通则痛，故治疗原则以"通"为要，主方选四逆散、茵陈蒿汤合小承气汤。四逆散是林老用以治疗胁肋脘腹诸痛的主方，具有疏肝解郁、行气止痛之效。茵陈蒿汤和小承气汤皆出自张仲景《伤寒论》。其中，茵陈蒿汤中茵陈苦泄下降，善能清热利湿，为治黄疸要药，是为君药；栀子清热降火，通利三焦，助茵陈引湿热从小便而去，是为臣药；大黄泄热逐瘀，通利大便，导瘀热从大便而下，是为佐药。三药合用，利湿与泄热并进，通利二便，前后分消，则湿邪得除，瘀热得去。本方虽为黄疸而设，但可通治一切湿热壅滞之患。小承气汤中大黄下气通结，荡涤肠胃，为君药；枳实理气破结而除痞，与大黄相伍，可增强行气导滞、通便泄热之功，为臣药；厚朴苦温行气以温通，为佐药。三方合用，共奏疏肝利胆、清泻湿热、通便导滞之效。

【医案加减】右胁肋胀痛明显，加延胡索、郁金，以增强行气活血止痛之功；口干口苦明显，伴有恶心，加黄芩清泄胆热，加生姜和胃止呕，加川楝子（取金铃子散之义）疏肝泄热。

案一　哮喘1

【医案初诊】俞某，女，61岁，2022年3月21日因"咳嗽、呼吸困难3天"就诊。患者诉自幼咳嗽、喘息症状反复发作，成年后症状稳定。3年前出现发作性喘息症状，夜间平卧时可闻及拉风琴样哮鸣音，多在受凉时和冬季发作，发作前常伴鼻塞、喷嚏、流大量清涕、胸闷，外院检查明确诊断为"支气管哮喘、过敏性鼻炎"，经静脉滴注氨茶碱及抗感染治疗后症状好转。3天前，受凉后出现咳嗽、呼吸困难，自行口服药物未见明显缓解，遂至门诊就诊。

现症见：喘息、夜间闻及哮鸣音，胸闷气短、活动后尤甚，阵发性咳嗽、夜间为主，咳黄痰、量多、质稠，无发热，纳一般，眠差，二便调，舌淡，苔黄腻，脉滑数。

查体：体温（T）36.5℃，血压（BP）154/94mmHg，脉搏（P）109次/min，呼吸（R）29次/min；喘息，无桶状胸，双肺闻及散在哮鸣音、以呼气相为主，未闻及明显干湿啰音。

既往有过敏性鼻炎、高血压、支气管哮喘、肺部感染病史。

【西医诊断】支气管哮喘。

【中医诊断】哮病。

【医案证型】热哮。

【医案治则】清热化痰，宣肺定喘。

【医案主方】定喘汤加减。

【医案药物】蜜麻黄10g　　白　果10g　　款冬花15g　　法半夏15g

桑白皮15g　　紫苏子15g　　杏　仁10g　　黄　芩15g

甘　草10g　　苏　叶10g　　白芥子5g　　葶苈子10g

茯　苓15g　　细　辛5g^{先煎}

【药物服法】7剂，水煎服，1剂/d，早晚饭后半小时各温服100ml。

【医案复诊】2022年3月28日（二诊）：患者诉夜间咳嗽、呼吸困难症状较前好转，咳痰、色黄白相间、量多，夜间睡眠尚可。前方续服14剂。

2022年4月11日（三诊）：患者诉夜间未闻及明显哮鸣音，活动后仍偶见胸闷、气短，偶感呼吸困难，舌淡，苔黄，脉细滑。予初诊方去细辛、苏叶、葶苈子，继续服用14剂。

4月25日电话回访，患者上述症状明显改善。

【医案按语】患者既往有过敏性鼻炎病史，现临床表现为喘息、夜间闻及哮鸣音、胸闷气短、活动后尤甚，阵发性咳嗽、夜间为主，咳黄痰、量多、质稠，无发热，纳一般，眠差，二便调，舌淡，苔黄腻，脉滑数。经四诊合参，当属中医哮病之热哮。肺脏亏虚，致宣发肃降功能失常，痰饮伏于肺中，是为本病"夙根"；当感受风寒等外邪时，引触伏痰，痰、气相互搏结，壅塞气道，致肺气宣降失常，痰阻气道而引发痰鸣、气息喘促。本病病机为风盛痰阻、气道挛急，故予定喘汤加减治之。定喘汤出自《摄生众妙方》，林老结合海南当地特征加减应用。初诊方中，麻黄宣肺平喘，白果敛肺定喘祛痰，共为君药，一散一收，以纳气平喘、防麻黄耗散肺气；紫苏子、杏仁、法半夏、款冬花、葶苈子降气平喘，止咳祛痰，共为臣药；桑白皮、黄芩清泄肺热、止咳平喘，苏叶疏风散寒，白芥子、细辛温肺豁痰，共为佐药，寒热兼施，以防药性过寒；茯苓、甘草调和诸药，共为使药，以兼顾补脾土。

【医案加减】若伴咳嗽、咳黄痰，加北柴胡，合黄芩以清热；咽痒、咽部异物感，加蝉蜕、木蝴蝶、僵蚕；大便稀溏，加山药、炒白术；口干口渴，加知母、太子参。

案二　哮喘2

【医案初诊】黄某，男，66岁，2021年9月1日因"反复胸闷、气促10余年，再发1周"就诊。患者自诉既往有哮喘、高血压、肝内胆汁淤积病史。曾多次因胸闷、气促住院治疗，检查提示极重度阻塞性通气功能障碍，诊断为慢性阻塞性肺疾病急性加重期，予解痉平喘、抗炎等对症治疗后症状好转出院。出院后胸闷、气促症状间作，1周前因家务劳累后症状加重，经休息未见明显缓解，遂来就诊。

现症见：胸闷，气促、活动后尤甚，喉间哮鸣音，咳嗽，咳痰、色白、质稠难咳出，鼻塞咽干，心慌，眠差，夜尿频（5～6次／夜），舌红苔白，脉弦。

查体：血压150/98mmHg，喘息，双肺闻及散在哮鸣音、未闻及明显干湿啰音。

【西医诊断】慢性阻塞性肺疾病，支气管哮喘。

【中医诊断】喘病。

【医案证型】外感凉燥兼痰浊证。

【医案治则】清宣凉燥，化痰降气。

【医案主方】杏苏散加减。

【医案药物】法半夏15g　陈　皮10g　前　胡10g　苏　叶10g
　　　　　　茯　苓15g　杏　仁10g　桔　梗10g　枳　壳10g
　　　　　　生　姜10g　大　枣10g　蜜麻黄10g　延胡索10g
　　　　　　郁　金10g　石菖蒲15g　远　志10g　茵　陈10g
　　　　　　甘　草5g

【药物服法】7剂，水煎服，1剂／d，早晚饭后半小时各温服100ml。

【医案复诊】2021年9月7日（二诊）：患者自诉夜间未闻及明显哮鸣音，夜尿减少。守上方继续服用14剂。

电话回访，患者胸闷、气促症状明显改善。

【医案按语】患者既往有哮喘、高血压、肝内胆汁淤积病史。现症见：胸闷，气促、活动后尤甚，喉间哮鸣音，咳嗽，咳痰、色白、质稠难咳出，鼻塞咽干，心慌，眠差，夜尿频，舌红苔白，脉弦。四诊合参，当属中医喘病之外感凉燥兼痰浊证。本病主要因凉燥之邪侵袭肺脏，肺失宣降，痰湿内阻所致。本病多在秋季发病，凉燥之邪伤肺，肺失宣降，津液不布，聚而为痰，痰阻于气道乃至呼吸不畅，故而胸闷、气促间作；鼻咽与肺系相通，凉燥之邪犯肺，肺系不利，故见鼻塞、咽干、咳嗽；痰阻气道，又受凉燥之邪影响，故咳痰难出。结合舌苔脉象，辨为外感凉燥兼痰浊证，故予杏苏散加减以治之。方中苏叶辛温，发表散邪，宣发肺气，使凉燥之邪从外而散；杏仁苦温，降利肺气，润燥止咳，与苏叶共为君药。前胡疏风散邪，降气化痰，协苏叶轻宣达表，助杏仁降气化痰；桔梗、枳壳一升一降，延胡索入肝经助行气，同肺脏共达龙虎回环，以助全身气机调畅、理肺化痰，是为臣药。石菖蒲开窍豁痰，蜜麻黄发表散寒、止咳平喘、利水，法半夏、陈皮燥湿化痰、理气行滞，茯苓渗湿健脾以杜生痰之源；生姜、大枣调和营卫以利解表、滋脾行津以润干燥，郁金、茵陈清热利尿，远志助眠，是为佐药。甘草调和诸药，合桔梗宣肺利咽，功兼佐使。

【医案加减】若咳痰色黄、舌苔黄，则加黄芩、北柴胡。

案三　过敏性鼻炎

【医案初诊】冯某，男，6岁，2021年7月23日因"鼻塞、喷嚏、流涕"就诊。患儿家属诉，患儿于半月前受凉感冒，随后每日晨起后鼻塞，需张口呼吸，喷嚏，流清涕、量多，遇冷空气、吸入灰尘时上述症状加重，咳嗽，排痰能力差，平素易汗出、量多。曾于外院就诊，诊断为过敏性鼻炎、支气管炎，平素口服盐酸异丙嗪片治疗。

现症见：鼻塞，流清涕、量多，阵发性喷嚏，易汗出，纳眠一般，二便调，舌尖红，苔薄白，脉浮。

查体：嗅觉暂无异常，鼻窦无压痛，鼻镜未查，未闻及明显干湿啰音。

【西医诊断】过敏性鼻炎。

【中医诊断】鼻鼽。

【医案证型】外感风寒证。

【医案治则】疏风宣肺，散寒通鼻。

【医案主方】三拗汤加减。

【医案药物】蜜麻黄9g　　杏　仁9g　　甘　草5g　　金银花10g
　　　　　　蝉　蜕10g　　浮小麦15g　　大　枣10g

【药物服法】7剂，水煎服，1剂/d，早晚饭后半小时各温服100ml。

【医案复诊】2021年7月30日（二诊）：患儿家属诉，患儿症状好转。续服前方14剂。

8月15日电话回访，患儿晨起已无明显喷嚏、鼻塞、流涕症状。

【医案按语】患儿因受凉感冒而出现鼻塞、流涕、喷嚏症状，长久未愈，受冷空气及灰尘刺激后症状明显加重。临床表现为鼻塞，流清涕、量多，阵发性喷嚏，易汗出，舌尖红，苔薄白，脉浮。经四诊合参，辨证当属鼻鼽之外感风寒证。肺气通于鼻，若肺脏亏虚，无以抵御风寒邪气，邪气入侵则肺脏受寒。肺内寒邪随气机运动侵袭鼻窍，致鼻窍不利，故见鼻塞，鼻流清涕、量多难止；肺气虚则卫表不能固摄，皮肤腠理不固，风寒邪气易侵袭肌表，致汗孔开合失度，故见汗多。该病病机为肺气不足，卫表不固，感受风寒之邪，属本虚标实之证。治疗上应辨证与辨病相结合，故本案主方选三拗汤。三拗汤由麻黄、杏仁、甘草组成，可宣肺解表，具有抗炎、抗菌、抗病毒和抗过敏作用。初诊方以"三拗汤"为基础方，加金银花、蝉蜕、大枣、浮小麦而成。麻黄发汗散寒，杏仁宣降肺气，甘草清热解毒，协同麻黄、杏仁以利气；三药相配，共奏疏风宣肺之功。金银花入肺经，以达清热解毒之效；蝉蜕入肺经，以发表祛风，利咽开音；浮小麦味甘性凉，归心经，能散皮腠之热，能敛汗；大枣补脾益胃，取培补脾土以生金之效。

【医案加减】伴有鼻塞声重，加辛夷，以散寒通鼻；伴有咳嗽、咳痰，加前胡、百部、款冬花；伴有胸闷，加瓜蒌皮；咽痒、咽部异物感，加僵蚕、木蝴蝶。

案四　咳嗽1

【医案初诊】陈某，男，2岁半，海南海口人，2021年3月5日因"反复咳嗽2天，伴发热1天"就诊。患者家属诉，患儿2天前吹风后出现咳嗽，呈阵发性，咳少许黄痰，咳甚时伴恶心、气短，鼻塞流涕；1天前开始出现反复发热，体温波动在37~38.3℃。

现症见：咳嗽，咳甚时气短，咳黄浓痰，痰量多，鼻塞，流黄涕，口渴，发热，无畏寒，食欲欠佳，睡眠差，大便干硬，小便色黄，舌红，苔薄黄，脉浮数，指纹浮紫。

查体：体温37.5℃，心率92次/min，双肺未见明显异常，咽部充血发红，双侧扁桃体未见肿大。

血常规：白细胞计数（WBC）$6.5×10^9$/L，中性粒细胞百分率（NEU%）75%，淋巴细胞百分率（LY%）28.1%，C反应蛋白（CRP）<10mg/L。

胸片未见明显异常。

【西医诊断】急性上呼吸道感染。

【中医诊断】小儿咳嗽。

【医案证型】风热郁肺证。

【医案治则】辛凉宣肺，清热化痰。

【医案主方】麻杏甘石汤加减。

【医案药物】蜜麻黄5g　　杏　仁5g　　石　膏10g　　甘　草5g

　　　　　　金银花5g　　柴　胡5g　　蝉　蜕6g　　葛　根3g

　　　　　　莱菔子5g

【药物服法】4剂,水煎服,1剂/d,可分多次温服。同时避风寒风热,饮食清淡,多饮水,注意休息。

【医案复诊】2021年3月9日(二诊):患儿服药后无不适,家属诉当天服药后患儿体温便降至正常,现精神较前好转,咳嗽较前缓解,痰黏色黄,痰量较前减少,无鼻塞流涕,仍有咳嗽咳痰,口干口渴,纳眠欠佳,大便稍干,小便正常。舌淡红,苔薄黄,脉浮,指纹浮红。予初诊方去柴胡,改石膏为5g,加瓜蒌皮5g、桔梗5g、白术5g,3剂。煎服法同前,不适随诊。

2021年3月12日(家属告知):患儿精神可,服药后无不适,咳嗽咳痰、口干口渴症状基本消失,胃纳可,睡眠可,大便通畅。

【医案按语】患儿因感受风邪导致发热、咳疾,临床表现为咳嗽,咳甚时气短,咳黄浓痰,痰量多,鼻塞,流黄涕,口渴,发热,无畏寒,食欲欠佳,睡眠差,大便干硬,小便色黄,舌红,苔薄黄,脉浮数,指纹浮紫。经四诊合参,辨证当属风热郁肺。病位初起在表,后入里化热,壅滞于肺,致肺失宣降。肺本娇嫩,位居上焦,为"华盖",故易受外邪侵袭。小儿五脏六腑尚未发育完善,肺气虚弱,卫外不固,肺失宣肃,则发为咳嗽;卫气抗邪,正邪交争,因而发热;热蒸肺络,灼津炼液为痰,故痰黄浓稠;肺开窍于鼻,肺气不畅,痰液黏滞,故见鼻塞流涕;咽喉为肺胃之门户,肺热上炎,累及咽喉,故咽部充血发红;肺与大肠相表里,肺热灼伤津液,故大便干结。小儿肺脏娇嫩,热邪犯肺,容易耗液伤津,从而引发阴虚肺热,热邪留恋,进一步损害肺气,因此前期应重在祛邪热,后期固肺脾。治疗上应辨证与辨病相结合,故本案主方选麻杏石甘汤。方中蜜麻黄辛甘而温,宣肺止咳,解表散邪,且蜜制则润肺止咳之功更著;石膏辛甘大寒,清泄肺热以生津,与麻黄相配,既宣散风热,又清宣肺郁之里热,共为君药(石膏倍麻黄,相制为用,主以辛凉)。杏仁苦温,助麻黄宣肺平喘,与石膏清肃协用,是为臣药。甘草调和药性,益气和中,可避免寒凉太过。柴胡味辛性寒,善于祛邪解表退热;葛根味辛性凉,外透肌热,内清郁热,且生津止渴;二药相须,解肌清热之力显著。全方辛温与寒凉相伍,共呈辛凉之剂,共奏辛凉宣肺、清热化痰之功,且清肺不凉遏。小儿服用时,剂量宜酌情减少,且可多次频服。

【医案加减】金银花气味芬芳,能助散风热,清肺热;莱菔子归肺、脾、胃经,不仅可降气化痰,与清宣之品协同理肺,还可消食除胀、利下;患儿痰黄质黏,不易咳出,咽部充血发红,加蝉蜕、桔梗宣肺利咽,且桔梗还可促进排痰;二诊时患儿大便仍偏干,考虑热伤津液,故予瓜蒌皮,既可清热化痰、宽胸理气,亦可润燥滑肠,促进排便;患儿纳食欠佳,考虑肺热累及脾胃,故后期予白术健脾益气。

案五　咳嗽 2

【医案初诊】陈某,女,48 岁,海南文昌人,2021 年 10 月 21 日因"反复咳嗽咳痰 3 天"就诊。患者诉 3 天前受凉后出现咳嗽,夜间咳甚,咳甚时伴气喘,咳黄白痰,咽干,无鼻塞流涕,无汗出。

现症见:精神疲倦,咳嗽,夜间咳甚,咳甚时稍气喘,咳黄白痰、量不多,痰质稀,咽干、咽痛,舌燥,口渴,恶寒,无发热,无汗出,食欲一般,睡眠欠佳,大便干结,小便色黄,舌红,苔薄黄,脉弦。

查体:双肺听诊呼吸音粗,左下肺可闻及少许干湿啰音,余未见明显异常;咽部充血发红,少许滤泡增生,双侧扁桃体未见肿大。

血常规:WBC 10.6×10^9/L,NEU% 77%,LY% 20.5%,CRP 35.2mg/L。

胸部 CT:双肺纹理增粗、紊乱,左下肺散在斑片状影,提示炎症。

【西医诊断】肺部感染。

【中医诊断】咳嗽。

【医案证型】凉燥犯肺证。

【医案治则】轻宣凉燥,清肺化痰。

【医案主方】杏苏散加减。

【医案药物】
苏　叶 10g	法半夏 10g	杏　仁 10g	前　胡 10g
桔　梗 10g	枳　壳 10g	橘　红 10g	大　枣 10g
茯　苓 10g	蜜麻黄 10g	五味子 10g	细　辛 3g^{先煎}
鱼腥草 10g	白　芍 5g	天花粉 10g	甘　草 10g

【药物服法】7 剂,水煎服,1 剂 /d,早晚饭后半小时各温服 150ml。同时避风寒,畅情志,饮食清淡,忌过劳,注意休息。

【医案复诊】 2021 年 10 月 28 日（二诊）：患者服药后自觉精神好转，咳嗽较前稍减轻，痰量减少，痰色淡黄、质稀，咽干舌燥、口渴较前有所改善，无恶寒，大便通畅，小便转清；目前白天仍有咳嗽，咳甚时气短、胸闷，咽痒，胃纳欠佳，睡眠可，舌淡红，苔薄黄，脉弦。查体：双肺听诊呼吸音粗，左下肺有少许细湿啰音，无干啰音。复查血常规：WBC 7.6×10^9/L，NEU% 65%，LY% 20.5%，CRP 12.2mg/L。予初诊方去细辛、鱼腥草、橘红，加瓜蒌皮 15g、陈皮 10g，7 剂。煎服法同前，不适随诊。

2021 年 11 月 4 日（三诊）：患者服药后无不适，精神可，咳嗽咳痰较前明显改善，咽干口渴基本消失；现偶有咳嗽，以干咳为主，纳眠可，二便调，舌淡红，苔薄白，脉弦。查体：肺部听诊呼吸音稍粗，未闻及干湿啰音。复查胸部 CT 示双肺纹理稍增粗，（与前对比）左下肺散在斑片状影基本吸收。根据患者个人意愿，治疗有效，可不再服用中药。

【医案按语】 患者深秋时节感受凉燥之邪，导致肺炎、咳嗽，临床表现为咳嗽，夜间咳甚，咳甚时稍气喘，咳黄白痰、量不多，痰质稀，咽干、咽痛，舌燥，口渴，恶寒，无发热，无汗出，食欲一般，睡眠欠佳，大便干结，小便色黄，舌红，苔薄黄，脉弦。经四诊合参，辨证当属凉燥犯肺。肺本娇嫩，有"华盖"之称，位居上焦，处于五脏六腑最高点，故易受外邪侵袭。深秋时节易感凉燥邪气，导致肺失宣肃，气失通利，肺气向上逆行，则发为咳嗽；凉燥伤肺，肺失宣肃，津液内结，痰湿内阻，与内热相合，则咳黄白稀痰；咽喉为肺胃之门户，肺气为燥邪郁遏，燥伤肺津，则咽干痛、舌燥、口渴；肺与大肠相表里，肺燥邪气伤及津液，致大肠失津，则大便干结。治疗上应轻宣凉燥、清肺化痰，故本案主方选杏苏散。方中苏叶辛温不燥，发汗解表，轻宣肺气，可令凉燥之邪由表透发；杏仁苦温而润，宣肺利气，润燥止咳，且润肠通便，与苏叶相伍，苦辛温润，共为君药。桔梗、枳壳宣降肺气，理肺化痰止咳，前胡既可解表又能降气化痰，三药合用，宣降有司，通调肺气则咳自止，共为臣药。橘红、法半夏燥湿化痰；茯苓健脾渗湿，可杜生痰之源；大枣甘平，协白芍补营阴，兼滋脾行津；五味子酸甘性温，敛肺止咳，益气生津；甘草调和药性，益气和中。全方苦辛甘温合法，既可轻宣凉燥，又可清肺化痰理气。

【医案加减】 患者咳甚，而麻黄性升散，可透表达邪、宣肺止咳定喘，且蜜制后润肺止咳之功更著，故用之；热象较著，故加鱼腥草（辛而微寒，归肺经）清热解毒；伴恶寒，故加细辛，祛风散寒，解表祛邪；伴口渴，故加天花粉，清热生津止渴，且白芍合甘草亦可酸甘化阴以益营；患者咳甚时气短、胸闷，故加瓜蒌皮，既可清热化痰、宽胸理气，又润燥滑肠，促进排便；患者痰量较少，纳食欠佳，考虑凉燥伤肺，子病及母，脾胃失健运，故将橘红改为陈皮，既可增健脾益气之功以杜脾胃生痰，亦可燥湿化痰。

案六　咳嗽3

【医案初诊】林某，男，60岁，海南万宁人，2021年4月10日因"反复咳嗽咳痰2天"就诊。患者家属诉，患者2天前淋雨着凉后出现咳嗽，咳声重浊，咳白稀痰、量多、易咳出，恶寒怕冷，无心慌气促，无鼻塞流涕。

现症见：咳嗽，咳声重浊，咳大量白稀痰，伴胸闷，无气促，恶寒怕冷，无发热，无汗，食欲欠佳，睡眠差（夜寐多），大便正常，尿频，夜尿4～5次，无尿痛，舌淡，苔白滑，脉浮细。

查体：双肺听诊呼吸音粗，可闻及湿性啰音，咽部无充血发红，双侧扁桃体未见肿大，余未见明显异常。

血常规：WBC 7.1×10^9/L，NEU% 45%，LY% 25%，CRP＜10mg/L。

胸部CT：双肺纹理增粗、紊乱。

【西医诊断】急性支气管炎。

【中医诊断】咳嗽。

【医案证型】外寒内饮证。

【医案治则】解表散寒，温肺化饮。

【医案主方】三拗汤合小青龙汤加减。

【医案药物】麻　黄10g　杏　仁10g　桂　枝10g　白　芍10g
　　　　　　干　姜5g　法半夏10g　五味子10g　细　辛3g^{先煎}
　　　　　　甘　草10g　桑螵蛸10g　酸枣仁10g

【药物服法】7剂，水煎服，1剂/d，早晚饭后半小时各温服150ml。同时避风寒，调畅情志，饮食清淡，勿食生冷之品，多饮温水，忌劳累，注意休息。

【医案复诊】2021年4月17日（二诊）：患者服药后无不适，自诉服药后效果明显，咳嗽较前缓解，痰量有所减少，怕冷、尿频症状较前缓解，夜尿2～3次，胸闷感消失；目前仍咳嗽咳痰，纳食少，睡眠差，大便正常，尿频，舌淡红，苔白，脉弦细。查体：双肺听诊呼吸音稍粗，未闻及啰音。予初诊方,酸枣仁加至 15g,加百部 10g、款冬花 15g、白术 15g,7 剂。煎服法同前,不适随诊。

2021 年 4 月 24 日(三诊):患者服药后咳嗽咳痰明显缓解,偶咳嗽,痰少色白,胃纳一般,睡眠欠佳,夜尿 1~2 次,舌淡红,苔白,脉弦而有力。予二诊方去桂枝、细辛、款冬花,加茯苓 10g、远志 10g,7 剂。煎服法同前,不适随诊。

后续随诊,患者诉无咳嗽咳痰,尿频、睡眠已明显好转。

【医案按语】患者因感受风寒外邪,内蕴寒饮而发病。临床表现为咳嗽,咳声重浊,咳大量白稀痰,伴胸闷,无气促,恶寒怕冷,无发热,无汗,食欲欠佳,睡眠差(夜寐多),大便正常,尿频,夜尿 4~5 次,无尿痛,舌淡,苔白滑,脉浮细。经四诊合参,辨证当属外感风寒,寒饮内停。"形寒饮冷则伤肺",素有水饮之人,遇外邪(寒)引触,是为表寒引动内饮。风寒束表,卫阳被遏,营阴郁滞,故见恶寒怕冷;水寒相搏,内外相引,饮动不居,寒饮射肺,肺失宣肃,则发为咳嗽,且痰多清稀;饮停心下,气机不畅,则胸闷。治疗上应辨证与辨病相结合,法当解表散寒、温肺化饮,故本案主方选三拗汤合小青龙汤。方中麻黄辛温,发汗解表散邪,开宣肺气以止咳;桂枝发汗解肌,温通经脉,助阳化气,解表的同时兼温化水饮,与麻黄相须为用,共为君药。干姜辛热、细辛辛温,二药协同,共奏温化水饮之功,并协助麻黄、桂枝解表祛邪,共为臣药。杏仁苦温,助麻黄止咳平喘;法半夏辛温,燥湿化痰,降逆和胃;敛肺止咳之五味子、调和营阴之白芍,制约法半夏辛温发散太过,令散中有收,既可发散外邪、温化内饮,又可防辛散温燥之药耗气伤津;甘草益气和中,调和诸药,并助麻黄、杏仁止咳,又协同白芍调和营阴。全方辛温与酸收相合,散中有收;温化水饮与收敛肺气相伍,令开中有合,祛邪不伤正。

【医案加减】夜尿频多,故加桑螵蛸,补肾助阳,固精缩尿;难入寐,故加酸枣仁、远志,宁心安神;咳嗽、咳痰多,故加百部、款冬花,止咳化痰;纳食欠佳,脾失健运,故予茯苓、白术,健脾益气,以杜生痰之源。

案七 咳嗽 4

【医案初诊】刘某,女,42 岁,海南海口人,2021 年 8 月 12 日因"反复咳嗽 3 天"就诊。患者诉 3 天前吹空调受凉后出现咳嗽,呈阵发性,伴气短,咳甚时胸痛, 咽痒。

现症见: 精神疲倦、周身乏力、四肢发凉, 咳嗽, 呈阵发性, 伴气短, 咳甚时胸痛, 无明显咳痰, 咽痒, 恶寒, 无发热, 食欲欠佳, 睡眠差(不寐), 大便软, 小便清长, 舌淡、边有齿痕, 苔薄白, 脉沉细弱。

查体: 双肺听诊呼吸音清, 未闻及啰音, 咽部无充血发红, 双侧扁桃体未见肿大, 余未见明显异常。

血常规: WBC $5.5×10^9$/L, NEU% 40%, LY% 21%, CRP < 10mg/L。

胸片未见明显异常。

【西医诊断】 急性上呼吸道感染。

【中医诊断】 咳嗽。

【医案证型】 阳虚外感风寒表证。

【医案治则】 助阳解表。

【医案主方】 麻黄细辛附子汤加减。

【医案药物】 麻　黄 10g　炮附子 10g^{先煎}　细　辛 3g^{先煎}　蝉　蜕 5g
酸枣仁 15g　知　母 10g　川　芎 10g　甘　草 10g
茯　苓 15g　木蝴蝶 10g　紫苏叶 10g　黄　芪 30g

【药物服法】 7 剂, 水煎服, 1 剂 /d, 早晚饭后半小时各温服 150ml。同时避风寒, 畅情志, 饮食有节, 多饮温水, 忌劳累, 注意休息。

【医案复诊】 2021 年 8 月 19 日 (二诊): 患者服药后无不适, 咳嗽较前缓解, 肢冷、乏力、气短等症状稍减轻, 咽痒, 无胸痛, 无恶寒发热, 眠差, 纳一般, 二便正常, 舌淡、边有齿痕, 苔薄白, 脉沉细。予初诊方加重附子用量为 15g, 7 剂。煎服法同前, 不适随诊。

2021 年 8 月 26 日 (三诊): 患者服药后无不适, 咳嗽明显缓解, 无咽痒气短, 精神状态转佳, 睡眠较前改善, 平时易疲劳, 运动后乏力、气短, 舌淡红、齿痕减少, 苔薄白, 脉细。予二诊方去蝉蜕、木蝴蝶、麻黄、紫苏叶, 加党参 30g、白术 15g, 7 剂。煎服法同前, 不适随诊。(后续随诊, 患者诉胃纳佳, 自觉疲倦乏力感明显改善, 收效显著)

【医案按语】 患者素体阳虚, 又感受风寒, 故临床表现为精神疲倦、周身乏力、四肢发凉, 咳嗽, 呈阵发性, 伴气短, 咳甚时胸痛, 无明显咳痰, 咽痒, 恶寒, 无发热, 食欲欠佳, 睡眠差(不寐), 大便软, 小便清长, 舌淡、边有齿痕, 苔薄白, 脉浮细。经四诊合参, 辨证当属阳虚外感风寒表证, 表里俱寒。阳虚外感,表里俱寒之象,若单纯用辛温发散法,则阳虚而无力作汗,或汗出伤阳,阳随汗脱,阳虚愈甚,因此,在解表的同时应助阳,表里同治。外感风寒,腠理不固,加之素体阳虚,则恶寒剧甚,其寒不解,不能温煦四肢,故肢冷;肺气虚弱,卫外不固,肺失宣肃,则发为咳嗽;阳气虚弱,故精神疲倦、乏力,脉不浮反沉细弱。治疗上应辨证与辨病相结合,故本案主方选麻黄细辛附子汤。方中麻黄为君,辛温发汗,驱散风寒,宣肺解表;附子为臣,大辛大热,温补阳气,助麻黄鼓邪外出;二药协同,相辅相成,助阳解表,既防麻黄辛散发汗太过伤阳,又使阳虚之人无伤阳之弊。细辛芳香走窜,内通外透,既鼓动肾中真阳之气而助附子温里散寒,又协麻黄疏散外感风寒之邪。全方补散兼施,内外同治,驱散表寒,振奋内阳,可使阳虚外感痊愈,散不伤正,助阳解表。

【医案加减】患者伴咽痒、过敏性咳嗽,故加蝉蜕利咽、木蝴蝶止咳;睡眠差(不寐),故加酸枣仁汤,宁心安神;风寒之邪侵袭肌表,故加紫苏叶,解表散寒;伴气虚乏力,缘于脾困,脾失健运,气机不足,故加黄芪、党参健脾补气,白术健运脾胃。

第十四章

泌尿系疾病

案一　输尿管结石

【医案初诊】李某，男，38 岁。2019 年 4 月 5 日初诊。患者尿频急，排尿时涩痛，左中下腹牵引左腰部疼痛不适，伴血尿、疼痛可向左腰部放射。甚者恶心呕吐，小便黄赤。泌尿系彩超示左侧输尿管结石（6mm × 5mm）。舌红，苔薄黄，脉数。

【西医诊断】输尿管结石。

【中医诊断】石淋。

【医案证型】下焦湿热证。

【医案治则】清利湿热，通淋排石。

【医案主方】三金排石汤加减。

【医案药物】金钱草 30g　　鸡内金 30g　　海金沙 30g　　延胡索 15g

　　　　　　郁　金 15g　　威灵仙 15g　　女贞子 15g　　墨旱莲 15g

　　　　　　砂　仁 5g^{后下}

【药物服法】7 剂，水煎服，1 剂 /d，早晚饭后半小时各温服 150ml。

【医案复诊】2019 年 4 月 12 日（二诊）：患者服药后无不适，腰腹部疼痛减轻，小腹仍有酸胀感，已无恶心呕吐，尿中稍见血色，舌红，苔薄白，脉细。予初诊方 7 剂。煎服法同前，不适随诊。

2019 年 4 月 20 日（三诊）：患者服药后无不适，腰腹部疼痛改善，小腹酸胀感消失，无血尿，舌淡红，苔薄白，脉细。予初诊方 7 剂。煎服法同前，不适随诊。

【医案按语】对于石淋，多由湿热蕴结下焦，煎炼尿液，凝而为石，进而阻塞气化，蓄潴水液。治疗当以清利排石为大法，故选三金排石汤为主方。方中金钱草、鸡内金、海金沙三药合用，以清热通淋排石；增益延胡索、郁金

113

行气活血止痛,威灵仙通络止痛,砂仁理气除湿;再添二至丸以补益肝肾。或曰"淋无补法",此处何以用补?盖取增水行舟之意,补益肝肾真阴以增水行,扶助肝肾相火以促气化。

【医案加减】患者伴有腰腹疼痛不适、血尿,故加延胡索、郁金、威灵仙,行气活血止痛;伴有恶心呕吐,故加砂仁,理气和胃祛湿。

案二 尿 血

【医案初诊】沈某,男,45岁。2020年6月2日初诊。患者偶有尿频尿急,小便可见肉眼血尿,尿液混浊。经查:尿隐血(+++),尿白细胞(±),尿红细胞(+++),膀胱壁毛糙,膀胱内尿液混浊,前列腺有钙化斑,右附睾囊肿。舌红,苔黄,脉滑数。

【西医诊断】尿血。

【中医诊断】血淋。

【医案证型】下焦湿热证。

【医案治则】清热利湿,凉血止血。

【医案主方】小蓟饮子加减。

【医案药物】

小 蓟 20g	生地黄 15g	藕 节 15g	蒲 黄 15g^{包煎}
滑 石 15g	淡竹叶 15g	通 草 6g	栀 子 15g
当 归 15g	甘 草 10g	白茅根 15g	瞿 麦 15g
萹 蓄 10g	猪 苓 10g	茯 苓 10g	

【药物服法】7剂,水煎服,1剂/d,早晚饭后半小时各温服150ml。

【医案复诊】2020年6月9日(二诊):患者服药后无不适。小便涩痛感明显改善,血尿减少;尿液较清稀,右侧附睾囊肿缩小。舌淡红,苔薄白,脉滑。再予前方7剂,煎服法同前,不适随诊。

【医案按语】《素问·气厥论》云:"胞移热于膀胱,则癃溺血。"《金匮要略》谓:"热在下焦者,则尿血。"《医学入门》谓:"溺血……乃心移热小肠。"由此可见,尿血多由热蓄下焦,灼伤络脉所致。然尿血不论虚实,既有离经之血,则必有瘀血。故尿中见血者,不可见血止血,或清热止血,或化瘀止血,或统摄止血,必随证化裁,方可收效。方用小蓟饮子加白茅根,共奏清热、化瘀、凉血、止血之效;又增萹蓄、瞿麦、猪苓、茯苓四味,暗合八正散清利通腑之意，更益清热利湿之功。

【医案加减】患者伴有小便淋漓涩痛，故加萹蓄、瞿麦，清热利湿；伴有小便混浊，故加猪苓、茯苓，利水渗湿。

案三　肾盂积水伴感染

【医案初诊】谢某，男，27岁。2019年5月6日初诊。左侧腰背部胀痛，尿频、尿急、尿痛，无发热。下肢有轻度水肿。B超：左肾积液，肾盂内有小结石（大小约 0.2cm × 0.3cm）；血常规：WBC $14.3 × 10^9$/L，NEU% 92.60%；尿常规：WBC（+++），尿潜血（BLD）（++），脓细胞（+）。舌红，苔黄微腻，脉濡。

【西医诊断】肾盂积水伴感染。

【中医诊断】腰痛（热淋合石淋）。

【医案证型】下焦湿热证。

【医案治则】利尿渗湿，清热利湿。

【医案主方】五苓散合六一散加减。

【医案药物】白　术 20g　　泽　泻 15g　　猪　苓 15g　　茯　苓 15g
　　　　　　桂　枝 10g　　滑　石 10g　　甘　草 10g　　土茯苓 15g
　　　　　　败酱草 15g

【药物服法】7剂，水煎服，1剂/d，早晚饭后半小时各温服150ml。

【医案复诊】2019年5月13日（二诊）：患者服药后无不适，左侧腰背部仍有胀痛，下肢水肿消退，尿频、尿急减轻，仍有尿痛。舌淡红，苔白腻，脉濡。予初诊方加海金沙15g、鸡内金15g、金钱草15g，7剂。煎服法同前，不适随诊。

【医案按语】本患者，因砂石梗阻肾盂之中，令尿液排出受阻，肾内压力增高，致使肾功能不全，从而导致肾盂积水、腰背部胀痛。尿频、尿痛，皆为内蕴湿热之象；肾司二便，肾家湿热，则排尿不畅；水液蓄积体内，故发为下肢轻度水肿。本案以水蓄不出为要，故当以利水为先，而排石则在其次。方用五苓散合六一散加减。方中泽泻、猪苓、茯苓利水渗湿；茯苓、白术补气健脾以运化水湿；桂枝助膀胱气化以温阳利水；更益土茯苓、败酱草、滑石、生甘草，以清热利湿。诸药合用，淡渗以利水湿之积、健脾以绝水湿之源、清热以祛水湿之灼、温阳以解水湿之阻，四法齐下，使水湿无所遁形。

【医案加减】患者肾盂积水较甚，故加土茯苓，以解毒除湿；伴有尿频、尿痛，故加败酱草，以清热解毒止痛。

第十五章 癌病

案一 鼻咽癌

【医案初诊】符某,女,45岁,2020年11月12日初诊。2020年7月诊断为鼻咽癌,2020年10月中旬放化疗结束后开始出现微恶寒,咳嗽痰稀,痰白,鼻塞咽干,需经常饮水,胸闷痛,肝区隐痛,难入寐,无涕血,大便干结,小便正常。舌红,苔薄白,脉细。

查体:体温36.6℃,心率76次/min,血压118/78mmHg,呼吸20次/min,咽部轻度充血,心肺无异常。

辅助检查:心电图未见明显异常。

【西医诊断】鼻咽癌放化疗后。

【中医诊断】鼻渊。

【医案证型】凉燥证。

【医案治则】轻宣凉燥,理肺化痰,舒肝止痛,抗癌散结。

【医案主方】杏苏散、酸枣仁汤合抗癌专方加减。

【医案药物】
苏　叶10g	杏　仁10g	法半夏10g	茯　苓10g
前　胡10g	桔　梗10g	枳　壳10g	陈　皮10g
酸枣仁20g	知　母10g	川　芎10g	甘　草10g
延胡索15g	郁　金10g	吴茱萸15g	蜜麻黄10g
生　姜10g	大　枣10g	半枝莲15g	半边莲10g
田基黄15g	灵　芝20g	白花蛇舌草15g	

【药物服法】7剂,水煎服,1剂/d,早晚饭后半小时各温服150ml。嘱患者注意防寒保暖,适当锻炼,勿过度忧虑,勿过度劳累。

【医案复诊】2020年11月18日(二诊):患者服药后咳嗽、鼻塞较前缓解,仍有咽干舌燥,无胸闷痛,睡眠一般。予初诊方加芦根15g、天花粉

15g,7剂。煎服法同前,不适随诊。

2020年11月25日(三诊):患者服药后咳嗽、鼻塞、咽干等症状基本消失,胃纳、睡眠可,大便通畅。舌淡红,苔薄白,脉弦有力。

【医案按语】鼻咽癌放化疗后,患者体质虚弱,又正值深秋气凉,凉燥外袭,首先犯肺。鼻为肺窍,咽喉为肺系,凉燥伤肺,肺气郁遏,可见鼻塞、咳嗽咳痰、胸闷痛;肺为娇脏,喜润恶燥,"肺为燥气所搏,不能通调水道,故寒饮停而咳也",故见咳嗽痰稀;燥邪入里耗阴,阴血不足,扰乱心神,可见难入寐、咽干、大便干结;阴血不足,肝气不舒,可见肝区隐痛。治疗以杏苏散、酸枣仁汤合抗癌专方加减。方中苏叶辛温不燥,轻扬香散,外能发表散邪,内可开宣肺气,使凉燥之邪从表而解;蜜麻黄宣肺解表,助邪外出;杏仁苦降温润,降利肺气,止咳化痰;前胡疏风透邪,降气化痰;法半夏、陈皮燥湿理气化痰;茯苓健脾以杜生痰之源;桔梗、枳壳一升一降,以助全身气机调畅、理肺化痰;生姜、大枣调和营卫;诸药合用,使凉燥得以宣散,肺气宣降复常,津液畅行。酸枣仁性平味甘酸,入心肝之经,养血补肝,宁心安神;茯苓又可加强宁心安神;知母滋阴清热;川芎畅调气机,疏达肝气;吴茱萸暖肝散寒,疏肝、降厥阴上逆之寒气;延胡索、郁金疏肝理气止痛。治疗上还应辨证与辨病相结合。半枝莲、半边莲、白花蛇舌草、田基黄均有清热解毒之功,灵芝具有补气安神、止咳平喘之功,而现代药理研究表明,上述五药均有抗肿瘤、调节免疫、抗氧化、抗菌、消炎镇痛等作用。

【医案加减】二诊时,仍有咽干舌燥,故加芦根、天花粉,生津润肺。

案二 肺 癌

【医案初诊】全某,男,86岁,2018年4月5日初诊。因诊断为肺癌,加之高龄,要求中药保守治疗,遂来就诊。

现症见:精神疲倦,咳嗽咳痰,痰黏难咳,时痰中带有少许血丝,咽痒咽痛,胸闷,头晕,睡眠欠佳,多梦,大便干,小便正常,舌红,苔少,脉细。

查体:生命体征平稳,形体消瘦,咽红,双肺呼吸音粗、未闻及干湿啰音。

【西医诊断】肺癌。

【中医诊断】肺癌。

【医案证型】阴虚内热。

【医案治则】滋阴降火,化痰止咳,抗癌散结。

【医案主方】百合固金汤、酸枣仁汤合抗癌专方加减。

【医案药物】
百 合 20g	生地黄 15g	熟地黄 10g	玄 参 15g
麦 冬 15g	当 归 10g	白 芍 20g	浙贝母 15g
桔 梗 10g	甘 草 10g	蝉 蜕 5g	紫苏叶 10g
蜜麻黄 5g	酸枣仁 10g	茯 苓 15g	川 芎 10g
知 母 10g	半枝莲 15g	半边莲 15g	白花蛇舌草 15g
田基黄 15g	灵 芝 20g	蒲公英 15g	

【药物服法】7剂,水煎服,1剂/d,早晚饭后半小时各温服150ml。嘱患者注意防寒保暖,适当锻炼,勿过度忧虑,勿过度劳累。

【医案复诊】2018年4月12日(二诊):患者服药后咳嗽咳痰较前有所改善,未见痰中带血,仍时有胸闷,无咽痛咽痒,腰酸软较前有所缓解,睡眠已恢复正常,无头晕,大小便正常,舌红,苔少,脉细。初诊方去蝉蜕、紫苏叶、蜜麻黄、酸枣仁、茯苓、川芎、知母后,继续口服14剂。煎服法同前。

2018年4月27日(三诊):患者仍时有咳嗽咳痰,痰多易咳,无恶寒发热,偶有胸闷,无气促,无心慌心悸,心电图无异常,余一般情况可,舌红,苔白腻,脉滑。予二陈汤(法半夏15g,陈皮15g,茯苓15g,炙甘草5g)加抗癌专方(半枝莲、白花蛇舌草、半边莲、田基黄、蒲公英、灵芝各15g),继续中药温服2个月。

2018年7月1日(四诊):患者如常人,复查CT提示肺部肿瘤较前明显缩小。改方为:黄芪30g,白术15g,太子参15g,陈皮10g,谷麦芽各15g,抗癌专方(半枝莲15g,白花蛇舌草15g,半边莲15g,田基黄15g,灵芝20g,蒲公英15g)。继续中药温服。

2018年12月家属电话告知,患者复查CT示已无占位,目前生活如常人。

【医案按语】患者年事已高,被诊断为肺癌,加之有50余年吸烟史,使肺阴亏耗,津液不能下荫于肾,则肾水不足;肾水既亏,一则阴不上滋于肺,再则水不制火,虚火上炎而烁肺金,形成肺肾亏虚,母子俱损之候。阴虚肺燥,阴虚生内热,虚火上炎,煎灼津液,则咳嗽、咽痛;灼伤肺络,以致痰中带血。肺肾阴虚,阳气相对过剩,气机逆乱,可见胸闷、头晕;阴虚生内热,扰乱心神,故见睡眠欠佳、多梦、便干。治宜滋养肺肾之阴血,兼以清热化痰止咳,以图标本兼顾。方中百合甘寒,滋阴清热,润肺止咳;生地黄甘寒,质润多液，滋阴补肾兼清热凉血止血，熟地黄乃"益阴补血之上品""补肾家之要药"，生熟二地并用则滋肾壮水、清补并行；三药相伍，为润肺滋肾、金水并补的常用组合，共为君药。麦冬甘寒，协百合以滋阴清热，润肺止咳；玄参咸寒，助二地滋阴壮水，以清虚火，兼利咽喉；蝉蜕、紫苏叶、蜜麻黄宣肺解表止咳；酸枣仁性平味甘酸，入心肝之经，养血补肝，宁心安神；茯苓加强宁心安神；知母加强滋阴清热；川芎畅调气机；上药合用，共为臣药。当归治咳逆上气，伍白芍以养血和血，贝母清热润肺、化痰止咳，俱为佐药。桔梗宣肺利咽，化痰散结，并载药上行；生甘草清热泻火，调和诸药，与桔梗共为佐使药。治疗上应辨证与辨病相结合。半枝莲、半边莲、白花蛇舌草、田基黄、蒲公英共用有清热解毒散结之功，灵芝具有补气安神、止咳平喘之功，而现代药理研究表明，上述六药均有抗肿瘤、调节免疫、抗氧化、抗菌、消炎镇痛等作用。

【医案加减】三诊时，患者仍时有咳嗽咳痰，痰多易咳，偶有胸闷，舌红，苔白腻，脉滑。此时已无阴虚之象，故予二陈汤加抗癌专方，化痰止咳，理气和中，抗癌散结。四诊时，患者无明显不适，故予黄芪、白术、太子参、陈皮、谷麦芽加抗癌专方，健脾益气，抗癌散结。

案三　前列腺癌

【医案初诊】陈某，男，54岁，海南陵水人，渔民，2016年7月4日初诊。2年前诊断为前列腺癌（盆骨转移），已行前列腺癌切除术、放疗、去势治疗。现面色㿠白，腰骶部刺痛、钝痛难忍，疼痛多昼轻夜重、影响睡眠、阴雨天加重。目前口服盐酸羟考酮缓释片（20mg，每12小时1次）止痛，效果一般。腰膝酸软，畏寒怕冷、下身尤甚，夏日裹棉衣出门，睡眠欠安，喜热饮，食欲欠佳，恶心欲呕，大便溏稀、每日1行，尿流渐细，尿频，夜尿8～9次，无发热，无胸闷气促。舌淡胖、有齿痕，苔白，脉濡。

查体：生命体征平稳，形体消瘦，咽红，心肺无异常。双下肢活动稍受限。

【西医诊断】前列腺癌术后、放疗后，去势治疗后。

【中医诊断】癥积。

【医案证型】阳虚寒凝。

【医案治则】温阳散寒，补益脾肾，抗癌散结。

【医案主方】阳和汤加减。

【医案药物】熟地黄 30g　鹿角胶 10g^{烊化}　肉　桂 5g^{后下}　炮　姜 10g

　　　　　　白芥子 10g　麻　黄 5g　　甘　草 10g　　茯　苓 15g

　　　　　　白　术 15g　党　参 15g　　黄　芪 20g　　陈　皮 10g

　　　　　　狗　脊 10g　骨碎补 15g　　川　断 10g　　制乳香 10g

　　　　　　制没药 10g　延胡索 10g　　郁　金 10g　　灵　芝 20g

　　　　　　半边莲 15g　田基黄 10g　　半枝莲 15g　　白花蛇舌草 15g

【药物服法】14 剂，水煎服，1 剂 /d，早晚饭后半小时各温服 150ml。嘱患者注意防寒保暖，勿食寒凉之品。

【医案复诊】2016 年 7 月 19 日（二诊）：患者服药后腰骶部疼痛较前明显缓解，目前盐酸羟考酮缓释片已减量至 10mg、每 12 小时 1 次，自诉身上已有暖意，但仍稍畏寒怕冷、下身尤甚，食欲改善，大便正常，尿频较前明显缓解。舌淡胖、有齿痕，苔白，脉濡。继续前方温服 1 个月。

2016 年 8 月 21 日（三诊）：患者精神一般，面生血色，时有腰骶部疼痛，不影响睡眠，活动可，已无须口服止痛药，穿衣如常，胃纳一般，大小便正常。舌淡，苔白，脉濡。继续前方温服 1 个月。

2016 年 9 月 22 日（四诊）：患者精神可，面生血色，无腰骶部疼痛，不影响睡眠，活动可，一切如常人。

【医案按语】患者为渔民，长期水上作业，素体阳虚，精血不足，寒凝湿滞，邪毒深窜入里，侵附于肌肉、筋骨、血脉之中，加之已行前列腺癌切除术、放疗、去势治疗，体质更虚，邪毒愈盛，以致寒凝痰滞，经脉痹阻而成此病。肾主骨，腰为肾之府，肾阳虚衰，不能温养筋骨腰膝，故腰骶部刺痛、钝痛难忍，疼痛多昼轻夜重，腰膝酸软；肾居下焦，为阳气之根，肾阳不足，机体失于温煦，故畏寒怕冷、下肢尤甚、阴雨天加重，夏日裹棉衣出门；肾阳亏虚，不能温运脾土，可见喜热饮、食欲欠佳、恶心欲呕；肾开窍于二阴，并与膀胱相表里，若肾虚不固，膀胱失约，则尿频、夜尿频数。舌淡胖、有齿痕，苔白，脉濡，亦是阳虚寒凝之象。方中重用熟地黄，滋补精血，填精益髓；配血肉有情之鹿角胶，补肾助阳，益精养血；两者合用，温阳养血，以治其本，共为君药。少佐麻黄，宣通经络，与诸温和药配合，可以开腠理，散寒结，引阳气由里达表，通行周身。狗脊、骨碎补、川断补肾阳，以养先天之本；黄芪、茯苓、白术、党参、陈皮健脾补气，顾护中焦，以养后天之本；制乳香、制没药、延胡索、郁金活血行气止痛。半枝莲、半边莲、白花蛇舌草、田基黄均有清热解毒之功，灵芝具有补气安神、止咳平喘之功，而现代药理研究表明，上述五药均具有抗肿瘤、调节免疫、抗氧化、抗菌、消炎镇痛等作用。甘草生用为使，解毒而调和诸药。综观全方，补血与温阳并用，化痰与通络相伍，益精气，扶阳气，化寒凝，通经络，温阳补血以治本，化痰通络以治标。

案四　原发性肝癌

【医案初诊】郑某，男，64 岁，因外院诊断为肝癌，拒绝手术，要求中药保守治疗，于 2016 年 9 月 3 日上午初诊。

现症见：神清，精神疲倦，乏力，腹胀痛，身黄、巩膜黄、尿黄，小便量少，口干渴，睡眠、食欲一般，大便干结。舌红，苔黄燥，脉滑数。

辅助检查：B 超及上腹部 CT 均提示肝实质性占位、大小约 10cm×9.5cm，AFP＞3 000ng/ml。

查体：P 98 次 /min，BP 132/67mmHg，腹部稍膨隆，腹壁可见血管曲张，四肢无水肿，心肺正常。

【西医诊断】原发性肝癌。

【中医诊断】黄疸。

【医案证型】肝胆湿热。

【医案治则】清热利湿。

【医案主方】茵陈蒿汤加减。

【医案药物】茵　陈 15g　　栀　子 10g　　大　黄 10g　　蒲公英 15g
　　　　　　半边莲 15g　　田基黄 10g　　半枝莲 15g　　白花蛇舌草 15g
　　　　　　灵　芝 20g　　土鳖虫 10g　　龟　甲 15g　　鳖　甲 15g[先煎]
　　　　　　延胡索 15g　　郁　金 10g

【药物服法】7 剂，水煎服，1 剂 /d，早晚饭后半小时各温服 150ml。嘱患者注意防寒保暖，勿食寒凉之品。

【医案复诊】2016 年 9 月 11 日（二诊）：患者服药后腹胀痛较前明显缓解，大便已解，身黄、巩膜黄、尿黄有所减轻，小便量少，余症状同前。舌红，苔黄，脉滑数。效不更方，继续原方温服 14 剂。

2016 年 9 月 26 日（三诊）：患者神清，精神一般，时有乏力，无明显腹胀腹痛，身黄、巩膜黄、尿黄较前明显缓解，大小便正常，食欲、睡眠如常。舌淡，苔薄白，脉细。予初诊方去茵陈、大黄、栀子，加黄芪 30g、白术 10g、党参 15g、茯苓 15g、甘草 10g，30 剂。煎服法同前，不适随诊。

2016 年 10 月 27 日（四诊）：患者神清，精神可，时有乏力，无明显腹胀腹痛，无身黄、巩膜黄、尿黄，大小便正常，食欲、睡眠如常。舌淡，苔白，脉细。予三诊方去延胡索、郁金，继续温服。

2017 年春节，家属电话告知，中药继续温服至今，复查 CT 示肝脏肿瘤较前明显缩小。

【医案按语】素体长期肝郁气滞，郁而化火，火郁成毒。肝郁乘脾，运化失常，痰湿内生，湿热结毒，形成肝积，可见腹胀痛；肝疏泄失职，致胆液不循肠道，随血泛溢，浸淫肌肤，可见身黄、巩膜黄、尿黄；内热伤津，可见口干渴、大便干结；舌红，苔黄燥，脉滑数，亦是肝胆湿热，热重于湿之象。方中茵陈苦辛微寒，寒能清热，苦能燥湿，既能发汗使湿热从汗而出，又能利水使湿热从小便而去，是治疗黄疸的要药；与苦寒泻火、通利小便的栀子同用，则能直导肝胆湿热从小便外泄。大黄苦寒泄热，荡涤胃肠，不但能协助茵陈、栀子以泄郁热，并能通大便以泻结实。龟甲滋阴潜阳，以制大黄、茵陈、栀子之苦寒。半枝莲味辛苦，性寒，归肺、肝、肾经，具有清热解毒、化瘀利尿之效；半边莲味辛，性平，归心、小肠、肺经，具有利尿消肿、清热解毒之功；白花蛇舌草味微苦，性寒，入胃、大肠、小肠经，具有清热解毒、利尿消肿、活血止痛之功；田基黄味甘苦，性凉，入肺、肝、胃经，具有清热利湿、解毒、散瘀消肿之效；灵芝味甘，性平，归心、肺、肝、肾经，具有补气安神、止咳平喘之功；蒲公英味苦甘，性寒，入肝、胃经，具有清热解毒、消肿散结、利尿通淋之功；上述六药合用，共奏清热解毒、利湿消肿、活血散瘀、益气扶正之效；现代药理研究证实，上述六药均有抗肿瘤、调节免疫、抗氧化、抗菌、消炎镇痛等作用。郁金既入气分以疏肝解郁，复入血分以活血调经；延胡索味辛苦，性温，活血散瘀，理气止痛；鳖甲软坚散结，且可破瘀通经；土鳖虫破血逐瘀。诸药相合，共奏清热解毒、破血逐瘀、软坚散结、消肿止痛之功。

【医案加减】三诊时，无明显腹胀腹痛，身黄、巩膜黄、尿黄较前明显缓解，大小便正常，食欲、睡眠如常。舌淡，苔薄白，脉细。考虑湿热之邪已除，故加黄芪、白术、党参、茯苓、甘草，扶助正气。

案五　化疗后周围神经炎

【医案初诊】风某，男，78 岁，2021 年 2 月 22 日初诊。主诉：四肢末端麻木 1 周，加重 2 天。患者 2019 年 12 月确诊为恶性肿瘤后行切除术，2021 年 1 月肿瘤复发，因颈部肿物包绕颈动静脉，手术风险高，遂拒绝手术治疗，于 2021 年 2 月 15 日行多西他赛 120mg ＋顺铂 110mg 化疗。化疗后，患者无明显诱因出现四肢末端麻木，乏力，未予重视，未做特殊处理。2 天前，上述症状加重，以双上肢为甚，为求治疗，遂来就诊。

现症见：精神疲倦，乏力，四肢末端麻木，如蚁行感，恶寒怕冷，大小便正常。舌淡苔白，脉细涩。

查体：左颈部可见一大小约 3cm×3cm 肿物，有少许渗血渗液，四肢肌张力、肌力正常，四肢末端触觉减弱。

【西医诊断】周围神经炎，恶性肿瘤化疗后。

【中医诊断】脉痹。

【医案证型】血虚寒凝经脉证。

【医案治则】温阳补血。

【医案主方】当归四逆汤加减。

【医案药物】

当　归 20g	白　芍 15g	桂　枝 10g	细　辛 5g^先煎
甘　草 10g	通　草 5g	大　枣 10g	鸡血藤 20g
黄　芪 30g	党　参 15g	木　瓜 10g	路路通 10g
制附子 10g^先煎			

【药物服法】7 剂，1 剂 /d，水煎分 2 次温服。嘱患者勿食寒凉之品，注意防寒保暖。

【医案复诊】2021 年 3 月 1 日（二诊）：患者诉服药后四肢末端麻木较前有所减轻，恶寒怕冷明显改善，余同前。舌淡苔白，脉细涩。续予前方 7 剂，煎服法同前。

2021 年 3 月 8 日（三诊）：患者精神可，时有乏力，四肢末端麻木较前明显改善，无蚁行感，无畏寒畏风，余同前。舌淡苔白，脉细涩。患者化疗副作用较前改善，继续行化疗，同时予服该方以辅助减轻毒副作用。

【医案按语】周围神经炎属中医"脉痹"范畴，病初多因正气不足，六淫杂至，侵袭血脉，致血液凝涩，脉道闭阻，而引起肢体疼痛、皮肤不仁、皮色暗黑或苍白、脉搏微弱或无脉等。多数化疗药物苦寒，易耗伤人体阳气，致化疗后肿瘤患者阳气亏虚，阴寒内生，同时脾阳不升，气血生化无源，致营血亏虚，四末不得濡养，加之寒邪乘虚侵凝经脉，血脉流行不利，不通则痛，不荣则痛，此所谓血虚脉道失充，寒凝血脉滞涩。方中当归甘温，养血和血；桂枝辛温，温经散寒，温通血脉，与当归共为君药。附子、细辛温经散寒，助桂枝温通血脉，使阳气到达四末；白芍养血和营，助当归补益营血；黄芪、党参健脾益气，助当归益气生血，是为臣药。通草通经脉以畅血行，鸡血藤、路路通加强活血通络，大枣、甘草益气健脾养血，是为佐药。重用大枣，既合归、芍以补营血，又防附子、桂枝、细辛燥烈大过，伤及阴血。甘草兼调药性，而为使药。

第十六章 心脑系疾病

案一 高血压2级(高危)1

【医案初诊】黄某,女,74岁,海南海口人,2019年12月3日因"头晕"就诊。患者诉2年来头晕间作。

现症见:头晕,手麻,胃胀,双膝痛,腰酸,纳少,汗多,尿频。舌苔白腻,脉弦滑。

查体:BP 160/88mmHg,心率(HR)70次/min,律齐,各瓣膜听诊区未闻及明显病理性杂音。

【西医诊断】高血压2级(高危)。

【中医诊断】眩晕。

【医案证型】风痰上扰证。

【医案治则】化痰息风,健脾祛湿。

【医案主方】半夏白术天麻汤加减。

【医案药物】半 夏15g 白 术15g 天 麻10g 茯 苓10g
橘 红10g 桂 枝5g 厚 朴10g 黄 芪20g
浮小麦10g 桑螵蛸10g 当 归10g 甘 草5g

【药物服法】14剂,水煎服,1剂/d,早晚饭后半小时各温服150ml。同时辅以心理疏导,嘱患者半个月后复查血压。

【医案复诊】2019年12月18日(二诊):患者服药后无不适,仍有头晕(稍改善),手麻,胃胀,双膝痛,腰酸,纳差,睡眠一般,大便通畅。舌苔白腻,脉弦滑。复查BP 140/85mmHg。再续前方14剂,煎服法同前,不适随诊。

2020年1月1日(三诊):患者服药后无不适,已无头晕、手麻等症状,胃胀、双膝痛、腰酸基本消失,纳可,眠可,大便通畅。舌苔白腻,脉弦滑。复查BP 130/80mmHg。再续前方7剂,巩固疗效,煎服法同前。

【医案按语】患者血压升高,临床表现为头晕,手麻,胃胀,双膝痛,腰酸,纳少,汗多,尿频,舌苔白腻,脉弦滑。经四诊合参,辨证当属风痰上扰。本案乃脾湿生痰,湿痰壅遏,引动肝风,风痰上扰清空所致。风痰上扰,蒙蔽清阳,故头晕;痰阻气滞,升降失司,故胃胀;内有痰浊,则舌苔白腻;脉弦滑,主风主痰。治当化痰息风,健脾祛湿。方中半夏燥湿化痰,降逆止呕;天麻平肝息风,而止头眩;两者合用,为治风痰眩晕之要药。以白术、茯苓为臣,健脾祛湿,能治生痰之源。佐以橘红,理气化痰,俾气顺则痰消。使以甘草,和中调药。

【医案加减】若眩晕较甚,可加僵蚕、胆南星等,以加强化痰息风之力;头痛甚者,加蔓荆子、白蒺藜等,以祛风止痛;呕吐甚者,可加代赭石、旋覆花,以镇逆止呕;兼气虚者,可加党参、生黄芪,以益气;湿痰偏盛,舌苔白滑者,可加泽泻、桂枝,以渗湿化饮。

案二　高血压2级(高危)2

【医案初诊】王某,女,42岁,海南琼海人,2021年11月6日因"头晕、平卧加重"就诊。患者诉半月前出现头晕、平卧加重。

现症见:头晕,平卧加重,恶心欲呕,稍头痛,稍感胸闷、心慌、汗多,纳眠差,尿少,大便调,舌红,少苔,脉弦细。

查体:BP 160/80mmHg,HR 95次/min,律齐,各瓣膜听诊区未闻及明显病理性杂音。

【西医诊断】高血压2级(高危)。

【中医诊断】眩晕。

【医案证型】肝血不足,虚热内扰,水湿内盛证。

【医案治则】养血安神,清热除烦,利水渗湿。

【医案主方】酸枣仁汤合五苓散加减。

【医案药物】
酸枣仁15g	川　芎10g	知　母10g	茯　苓10g
橘　红10g	桂　枝5g	猪　苓10g	泽　泻10g
白　术10g	天　麻10g	葛　根10g	法半夏10g
五味子10g	甘　草5g		

【药物服法】14剂,水煎服,1剂/d,早晚饭后半小时各温服150ml。嘱

患者半个月后复查。

【医案复诊】2021 年 11 月 20 日(二诊):患者服药后无不适,仍有头晕(稍改善),恶心欲呕,稍头痛,稍感胸闷、心慌、汗多,纳眠差,尿少,大便调,舌红,少苔,脉弦细。复查 BP 150/80mmHg。再续前方 7 剂,煎服法同前,不适随诊。

2021 年 11 月 27 日(三诊):患者服药后无不适,已无头晕、头痛等症状,胸闷、心慌、汗多基本消失,胃纳可,睡眠可,二便调,舌红,少苔,脉弦细。复查 BP 130/80mmHg。再续前方 7 剂,巩固疗效,煎服法同前。

【医案按语】患者表现为头晕,平卧加重,恶心欲呕,稍头痛,稍感胸闷、心慌、汗多,纳眠差,尿少,大便调,舌红,少苔,脉弦细。经四诊合参,辨证当属肝血不足、虚热内扰、水湿内盛证。肝藏血,血舍魂;心藏神,血养心。肝血不足,则魂不守舍;心失所养,加之阴虚生内热,虚热内扰,故虚烦失眠、心悸不安。血虚无以荣润于上,每多伴见头目眩晕。气为血之帅,血为气之母,血盛则气旺,血少则气衰。正气亏虚,则水液停聚,故见恶心欲呕、尿少等。舌红,脉弦细,乃肝血不足、虚热内扰、水湿内盛证之象。治宜养血安神,清热除烦,利水渗湿。方中重用酸枣仁为君,以其甘酸质润,入心、肝之经,养血补肝,宁心安神。茯苓(味甘、淡,性平,归心、肺、脾、肾经)宁心安神,知母(味苦,性寒,归肺、胃、肾经)苦寒质润,滋阴润燥,清热除烦,共为臣药;与君药相伍,以助安神除烦之功。佐以川芎味辛,性温,归肝、胆经,且其辛散,调肝血而疏肝气,与大量酸枣仁相伍,则辛散与酸收并用,补血与行血结合,具有养血调肝之妙。甘草和中缓急,调和诸药而为使。同时,佐以泽泻之甘淡,直达肾与膀胱,利水渗湿;猪苓之淡渗,增强利水渗湿之力;白术健脾,以运化水湿。《素问•灵兰秘典论》谓:"膀胱者,州都之官,津液藏焉,气化则能出矣。"膀胱的气化有赖于阳气的蒸腾,故方中又辅以桂枝温阳化气以助利水。

【医案加减】血虚甚而头目眩晕重者,加当归、白芍、枸杞子,以增强养血补肝之功;虚火重而咽干口燥甚者,加麦冬、生地黄,以养阴清热;若寐而易惊,加龙齿、珍珠母,镇惊安神;兼见盗汗,加牡蛎,合五味子安神敛汗。

案三 腔隙性脑梗死

【医案初诊】陈某,女,78 岁,海南文昌人,2020 年 11 月 6 日因"头晕、肢麻 1 个月"就诊。患者诉 1 个月前出现头晕、肢体麻木,无意识障碍。就诊于当地医院,行颅脑 CT 示腔隙性脑梗死。予抗凝等对症治疗后,症状有所改善。

现症见:头晕,乏力,肢麻,心慌,纳少,二便调,舌暗淡,苔白腻,脉滑。

查体:神清,精神软,BP 142/74mmHg, HR 80 次 /min,律齐,各瓣膜听诊区未闻及明显病理性杂音。

【西医诊断】腔隙性脑梗死。

【中医诊断】眩晕。

【医案证型】风痰上扰,气虚血瘀证。

【医案治则】化痰息风,补气活血。

【医案主方】半夏白术天麻汤合补阳还五汤加减。

【医案药物】

法半夏 15g	白 术 15g	天 麻 10g	茯 苓 10g
橘 红 10g	桂 枝 5g	当 归 10g	黄 芪 20g
赤 芍 10g	地 龙 10g	川 芎 10g	桃 仁 10g
红 花 10g	田 七 10g	甘 草 5g	降 香 10g后下

【药物服法】14 剂,水煎服,1 剂 /d,早晚饭后半小时各温服 150ml。同时辅以心理疏导,嘱患者半个月后复查。

【医案复诊】2020 年 11 月 20 日(二诊):患者服药后无不适,仍有头晕(稍改善),乏力,肢麻,心慌,食纳少,睡眠一般,二便调,舌暗淡,苔白腻,脉滑。复查 BP 135/80mmHg。再续前方 7 剂,煎服法同前,不适随诊。

2020 年 11 月 28 日(三诊):患者服药后无不适,已无头晕、肢麻等症状,乏力、心慌基本消失,胃纳可,睡眠可,大便通畅,舌暗淡,苔白腻,脉滑。复查 BP 130/80mmHg。再续前方 7 剂,巩固疗效,煎服法同前。

【医案按语】患者表现为头晕,乏力,肢麻,心慌,纳少,二便调,舌暗淡,苔白腻,脉滑。经四诊合参,辨证当属风痰上扰、气虚血瘀证。患者发病源于脾湿生痰,湿痰壅遏,引动肝风,风痰上扰清空。风痰上扰,蒙蔽清阳,故眩晕;加之年老体弱,正气亏虚,气虚血滞,脉络瘀阻,筋脉肌肉失去濡养,故见肢麻;舌暗淡,苔白腻,脉滑,为风痰上扰、气虚血瘀之象。治当化痰息风，补气活血。方中半夏味辛，性温，归脾、胃、肺经，燥湿化痰；天麻味甘，性平，归肝经，平肝息风，而止头眩；两者合用，为治风痰眩晕之要药。以白术（味苦、甘，性温，归脾、胃经）、茯苓（味甘、淡，性平，归心、肺、脾、肾经）为臣，健脾祛湿，能治生痰之源。佐以橘红，味辛、苦，性温，归肺、脾经，理气化痰，俾气顺则痰消。使以甘草，和中调药（半夏白术天麻汤原方中，煎加姜、枣调和脾胃，生姜兼制半夏之毒）。同时，补阳还五汤重用黄芪，味甘性微温，归脾、肺经，补益元气，意在气旺则血行，使瘀去则络通，是为君药；当归味甘辛性温，归肝、心、脾三经，活血通络而不伤血，用为臣药；赤芍味苦、性微寒、归肝经，川芎味辛、性温、归肝胆经，桃仁味苦甘、性平、归心肝与大肠经，红花味辛、性温、归心肝经，协同当归活血化瘀；地龙通经活络，力专善走，周行全身，以行药力，亦为佐药。

【医案加减】若眩晕较甚，可加僵蚕、胆南星等，以加强化痰息风之力；头痛甚，加蔓荆子、白蒺藜等，以祛风止痛；呕吐甚，可加代赭石、旋覆花，以镇逆止呕；兼气虚，可加党参，合黄芪以益气；湿痰偏盛，舌苔白滑，可加泽泻，合桂枝以渗湿化饮。

案四　血管神经性头痛

【医案初诊】张某，女，49岁，海南海口人，2021年5月10日因"发作性头痛2年，加重1周"就诊。患者2年来曾就诊于多家医院，颅脑各项检查均无明显异常，头痛每于劳累、熬夜、情绪激动时诱发。1周前患者出现头痛发作，并较之前加重，遂来就诊。

现症见：前额头痛，眼干涩痛，左颈部不适，食后泛泛欲吐，眠差，二便调，舌红，少苔，脉弦细。

查体：神清，精神可，BP 130/80mmHg，HR 80次/min，律齐，各瓣膜听诊区未闻及明显病理性杂音。

【西医诊断】血管神经性头痛。

【中医诊断】头痛。

【医案证型】肝血不足，虚热内扰，胃气上逆证。

【医案治则】养血安神，清热除烦，降逆止呕。

【医案主方】酸枣仁汤合吴茱萸汤加减。

【医案药物】酸枣仁 15g　川　芎 10g　知　母 10g　茯　苓 10g

　　　　　　　厚　朴 15g　白　芷 15g　吴茱萸 15g　党　参 15g

　　　　　　　白　芍 10g　葛　根 10g　枸杞子 10g　菊　花 10g

　　　　　　　甘　草 5g　生　姜 6 片　法半夏 15g

【药物服法】14 剂，水煎服，1 剂 /d，早晚饭后半小时各温服 150ml。嘱患者半个月后复查。

【医案复诊】2021 年 5 月 24 日（二诊）：患者服药后无不适，仍有头痛（稍改善），眼干涩痛，左颈部不适，食后泛泛欲吐，眠差，二便调，舌红，少苔，脉弦细。复查 BP 130/80mmHg。再续前方 7 剂，煎服法同前，不适随诊。

2021 年 5 月 30 日（三诊）：患者服药后无不适，已无头痛、左颈部不适等症状，眼干涩痛消失，纳可、眠可，二便调，舌红，少苔，脉弦细。复查 BP 125/70mmHg。再续前方 7 剂，巩固疗效，煎服法同前。

【医案按语】患者表现为前额头痛，眼干涩痛，左颈部不适，食后泛泛欲吐，眠差，二便调，舌红，少苔，脉弦细。经四诊合参，辨证当属肝血不足、虚热内扰、胃气上逆证。肝藏血，血舍魂；心藏神，血养心。肝血不足，则魂不守舍；心失所养，加之阴虚生内热，虚热内扰，故虚烦失眠。血虚无以荣润于上，每多伴见头痛、眼干涩痛，左颈部不适。舌红，脉弦细，乃肝血不足、虚热内扰、胃气上逆之象。治宜养血安神，清热除烦，降逆止呕。方中酸枣仁以其甘酸质润，入心、肝之经，养血补肝，宁心安神；茯苓宁心安神；知母苦寒质润，滋阴润燥，清热除烦，以助安神除烦之功；川芎调肝血而疏肝气，为治疗头痛之要药；白芷治疗前额阳明经头痛；吴茱萸、法半夏、生姜和胃降逆止呕；厚朴理气降逆；党参益气健脾；白芍养血柔肝；葛根生津；枸杞子滋补肝肾、明目；菊花平肝明目；甘草和中缓急，调和诸药。

【医案加减】血虚甚而头目眩晕重者，加当归；虚火重而咽干口燥甚者，加麦冬、生地黄，以养阴清热；若寐而易惊，加龙齿、珍珠母，镇惊安神；兼见盗汗，加五味子、牡蛎，安神敛汗。

案五　胸　痹

【医案初诊】陈某，女，55 岁，海南澄迈人，因"间断胸闷胸痛 1 周，加重 2 天"于 2022 年 1 月 9 日初诊。患者 2 个月前因冠心病心肌梗死入院治疗，出院 1 个月后，因天气变冷，又感间断性胸部胀闷、心慌不止，心前区隐隐作痛，可放射至两胁。查体：神清，精神软，血压 120/80mmHg，心率 85 次 /min，律齐。伴有咳吐白痰，纳少，腹胀，心气郁闷，夜寐难安。舌苔白腻，脉沉弦、稍滑紧。

【西医诊断】冠心病，不稳定型心绞痛，陈旧性心肌梗死。

【中医诊断】胸痹。

【医案证型】痰浊闭阻证。

【医案治则】通阳泄浊，补养心气。

【医案主方】瓜蒌薤白桂枝汤加减。

【医案药物】

瓜　蒌 25g	薤　白 15g	桂　枝 15g	枳　实 15g
厚　朴 15g	酸枣仁 25g	川　芎 15g	茯　苓 15g
生龙骨 25g先煎	生牡蛎 25g先煎	麦　芽 15g	甘　草 9g

【药物服法】14 剂。嘱将水 1 碗半和米酒 1 碗半熬至 1 碗，武火熬至水沸，再取龙骨、牡蛎先煎液，合之，文火再熬半小时余。1 剂 /d，早晚饭后半小时各温服半碗，连进 14 天。同时嘱患者放松心情、注意保暖、勿过度劳累。

【医案复诊】服上方后，患者症状大减，咳痰减少，夜寐好转。原方续服 7 剂，煎服法同前，诸症皆安。追访至今，未见复发。

【医案按语】患者 2 个月前因冠心病心肌梗死入院治疗，康复出院后，现又值小寒时节、天气变冷，遂感间断性胸部胀闷、心慌不止，心前区隐隐作痛并可放射至两胁。伴有咳吐白痰，纳少，腹胀，心气郁闷，夜寐难安。舌苔白腻，脉沉弦、稍滑紧。四诊合参，辨证当属痰浊闭阻证。心主血脉，又主神明，心气心血可温煦并推动血液运行。患者素有痰饮，郁久成瘀，痰为阴邪，易阻气机，结于胸中，心脉痹阻，胸阳不展，心气不通，则发隐痛，形成胸痹心痛之症。心阳下降以温肾水，肾阴上济以养心火，心肾相交则水火既济，阴阳协调；若肾阴不足，心火独亢，或心火亢盛而不下温肾水，则心肾阴阳失调，称心肾不交，表现为不寐。心为君主之官，在脏腑经络上与他脏多有联系，故临证时需联系互参，方可获效更佳。治疗上应辨证与辨病相结合，故本案主方选瓜蒌薤白桂枝汤。中医"胸痹"一证，与西医"冠心病心肌梗死"比较类似，《金匮要略》将其病因病机概括为"阳微阴弦"四字。"阳微"即寸脉来微，主胸中阳气不足；"阴弦"指尺脉见弦，主在下痰浊水邪反盛。《伤寒论·辨脉法》云："阳脉不足，阴往乘之。"故胸阳不振，反使下焦之阴邪乘虚犯上，使心脉痹阻，气血不通。《素问·调经论》曰："寒气积于胸中而不泻，不泻则温气去，寒独留，则血凝泣，凝则脉不通。"因此，导致了胸痹心痛的发生。瓜蒌薤白桂枝汤出自《金匮要略》。方中瓜蒌涤痰散结，开胸通痹；薤白通阳散结，化痰散寒，能散胸中凝滞之阴寒、化上焦结聚之痰浊、宣胸中阳气以宽胸，乃治疗胸痹之要药，与瓜蒌共为君药。桂枝通阳散寒，降逆平冲；枳实下气破结，消痞除满；厚朴燥湿化痰，下气除满；麦芽行气健脾，疏肝理气；四者同用，共助君药宽胸散结、下气除满、通阳化痰，均为臣药。佐以酸枣仁养血补心，茯苓宁心安神，川芎调血理气，龙骨、牡蛎重镇安神、潜阳济心。甘草为使，调和诸药。煎服时用米酒，源于《伤寒论》中当归四逆加吴茱萸生姜汤、炙甘草汤的煎服法。以米酒（东汉末年称清酒）作为提取剂，一可提取药液的有效成分，有强心、增加心输出量、扩张血管、降低外周血管阻力、松弛平滑肌的作用；二可借酒力助薤白、桂枝通络散寒；三与甘草相合，辛甘化合为阳，资助阳气。全方攻补兼施、散收有序，使胸阳振，痰浊降，阴寒消，气机畅，则胸痹诸证可除。

【医案加减】患者夜寐难安，故加酸枣仁汤养血安神，因热象不显，故去知母；心慌不已，加龙骨、牡蛎，重镇安神、潜阳济心；纳少腹胀，并有心气郁闷，则加麦芽，行气健脾、疏肝理气；若心烦懊侬，可添丹参、竹茹、通草之类，清心除烦。

案六　虚　劳

【医案初诊】王某，女，35 岁，广东潮汕人，因"胸闷气短 1 年，加重半月"于 2021 年 12 月 3 日就诊。患者 1 年前不明原因开始出现胸闷气短症状，伴乏力，后半夜疲倦更甚。自述曾就诊于某医院，行冠状动脉造影示"无异常，请结合临床"，行胃镜检查示"慢性浅表性胃炎"，均未见详细报告单。近半月来病情时发反复，且上述症状较前加重，多在劳累时发作。

现症见：发作时胸闷气短，倦怠乏力，怕冷，四肢冰凉，眠差，纳少，易汗，舌淡苔白，脉虚大无力。

【西医诊断】胸闷查因，慢性胃炎。

【中医诊断】虚劳。

【医案证型】脾虚气陷证。

【医案治则】益气补中，升阳济心。

【医案主方】补中益气汤加减。

【医案药物】

黄　芪30g	人　参5g	白　术15g	当　归10g
陈　皮12g	升　麻15g	柴　胡15g	生　姜9片^自备
大　枣6枚	酸枣仁15g	龙眼肉15g	桂　枝15g
甘　草5g			

【药物服法】7剂，水煎服，1剂/d，2次/d，空腹时稍热服150ml。同时辅以心理疏导，嘱患者勿焦虑及过度操劳。

【医案复诊】服上方后，患者胸闷气短明显缓解，夜寐好转，畏冷等症状也均有改善。上方加牛大力20g，续服10剂，煎服法同前，巩固疗效。

随访再无复发。

【医案按语】患者因胸闷气短就诊，且伴倦怠乏力、畏寒肢冷，眠差，纳少，易汗，舌淡苔白，脉虚大无力，此乃一派虚劳之象。四诊合参，辨证当属脾虚气陷证。《金匮要略•胸痹心痛短气病脉证治》首次将胸痹、心痛、短气同时提出，表明张仲景对心系疾病认识的深化；心本脏之病，多起于内伤，如禀赋薄弱，脏气虚弱，或病后失调，以及思虑过度，伤及心脾，都是导致心阴虚或心阳虚的病因。心的病证有虚有实，虚证常为气血阴阳之不足。心主血，脾统血，且脾为后天生化之本，若脾虚生血不足，统摄无权，可致心血亏耗，生气不足，则倦怠乏力；难以养心，心神失养而为心区不适、心悸、不寐等症。由上可知，本案虽病位在心，但其根源在后天之脾，是以治疗主方选补中益气汤。补中益气汤出自《内外伤辨惑论》。方中黄芪补中益气，升阳固表，不令自汗，故为君药。人参补益元气，白术、甘草补气健脾，共为臣药。当归养血和营，酸枣仁、龙眼肉补益心脾、养血安神，协同人参、黄芪补气养血；陈皮理气和胃，使诸药补而不滞，共为佐药。胃中清气下沉，而升麻、柴胡可升阳举陷，辅以桂枝通阳化气，三药协助君药以升提下陷之中气，引胃气以上腾，复其本位，便能升浮以行生长之令矣，共为佐使。炙甘草调和诸药，为使药。后加牛大力补虚润肺、强筋活络、以固肾气。诸药相伍，心脾两及，温而不燥、补而不滞，补中气、升清阳，复纳运、济心君，共奏捷效，诸症皆安。

【医案加减】兼腹中痛者，加白芍，以柔肝止痛；反酸者，加煅瓦楞，制酸止痛;咳嗽者,加五味子、麦冬,以敛肺止咳;兼气滞者,加木香、枳壳,以理气解郁;短气甚者,加蛤蚧、冬虫夏草,以补肾纳气。

案七 心律失常1

【医案初诊】周某,男,69 岁,黑龙江哈尔滨人。因"心悸心慌伴自汗半年,加重 2 天"于 2021 年 9 月 16 日就诊。患者诉近半年来心悸心慌,昼时汗出,遍及全身,动时尤甚,夜卧时汗少,但难寐多梦、夜尿频多,伴有畏冷、腰膝酸软、四肢乏力、视物模糊等症状,平素口干喜热饮,喜温而时烦躁,纳尚可,无头晕,无潮热,无口苦,舌淡苔白,脉细弱。无明显病史可循,测血压 145/86mmHg,余无明显异常体征。心电图:房性期前收缩。

【西医诊断】心律失常,房性期前收缩。

【中医诊断】心悸。

【医案证型】气阴两虚证。

【医案治则】益气养阴,安神定悸。

【医案主方】生脉饮合桂枝甘草龙骨牡蛎汤加减。

【医案药物】党 参20g 麦 冬20g 五味子 6g 桂 枝 15g
炙甘草 9g 生龙骨30g^{先煎} 生牡蛎30g^{先煎} 桑螵蛸 15g
浮小麦 30g 枸 杞 15g 菊 花 15g

【药物服法】7 剂,水煎服,1 剂 /d,早晚饭后半小时各温服 150ml。同时辅以健康教育,嘱患者保持情绪稳定乐观,饮食有节,养成良好的作息规律。

【医案复诊】服上方后,患者心悸、多汗症状显著改善,其余症状也均有缓解。嘱续服 10 剂,煎服法同前。随访皆愈。

【医案按语】患者因心悸汗多就诊,表现为昼时汗出,遍及全身,动时尤甚,夜卧时汗少,但难寐多梦、夜尿频多,伴有畏冷、腰膝酸软、四肢乏力、视物模糊等,平素口干喜热饮,喜温而时烦躁,纳尚可,舌淡苔白,脉细弱。经四诊合参,辨证当属气阴两虚证。心悸的病位主要在心,若心神失养,心神动摇则悸动不安,但其发病亦与脾、肾、肺、肝四脏功能失调相关。例如,肾阴不足,不能上制心火,或肾阳亏虚,心阳失于温煦,均可发为心悸。《景岳全书》认为心悸由阴虚劳损所致,且"虚微者动亦微,虚甚者动亦甚",在治疗与护理上主张"速宜节欲节劳,切戒酒色""速宜养气养精,滋培根本"。结合本案，辨证论治，主选生脉饮合桂枝甘草龙骨牡蛎汤加减。生脉饮中，党参补肺气、益气生津，麦冬养阴清肺而生津，五味子敛肺止咳、止汗，三药共成补肺益气、养阴生津之功。桂枝甘草龙骨牡蛎汤源自《伤寒论》。方中桂枝既温振心阳（为温心通阳之要药），又温通血脉以畅血行，是为君药。臣以甘草，一则补心气，合桂枝辛甘化阳，温补并行，是温补心阳的基本结构；二则健脾气，资中焦，使气血生化有源。龙骨、牡蛎重镇潜敛、安神定悸，令神志安静而烦躁庶几可解，是为佐药。桑螵蛸补肾固精缩尿，同时佐助党参、桂枝资生阳气；浮小麦取甘麦大枣汤之意，养心安神，和中缓急，与五味子相辅相成；枸杞、菊花滋阴清热，养肝明目。诸药合用，气阴双补，心神得安，血行得畅，则诸症悉除。

【医案加减】呵欠频作属于心肾两虚者，可加山茱萸，合党参以补养心肾；畏寒肢冷重者，加附子，以增温阳之功；心前区疼痛甚者，加川芎、丹参，活血止痛。

案八　心律失常2

【医案初诊】严某，男，31岁，海南儋州人。因"心慌气短1个月，加重3天"于2021年9月10日就诊。患者自诉心慌气短伴有胸闷，劳则加重，睡眠较差，少寐多梦，神疲乏力并常感胃脘不适，偶有头晕目眩，平素食少，容易腹胀，大便稀烂。曾因心慌难抑而就诊于某医院心血管内科门诊，心电图示窦性心动过速。嘱服美托洛尔，有所缓解，但后续再无进一步改善，遂来中医科就诊。观其面色无华，舌淡苔红，脉细弱、微数。

【西医诊断】心律失常，窦性心动过速。

【中医诊断】心悸。

【医案证型】心脾气血两虚证。

【医案治则】益气补血，健脾养心。

【医案主方】归脾汤加减。

【医案药物】

黄　芪30g	龙眼肉15g	党　参20g	白　术15g
当　归15g	酸枣仁25g	茯　神15g	远　志15g
木　香15g^{后下}	炙甘草9g	生　姜3片^{自备}	大　枣5枚
麦　冬10g	五味子6g	石榴皮15g	

【药物服法】14 剂,水煎服,1 剂 /d,早晚饭后半小时各温服 150ml。同时辅以健康教育,嘱患者调摄情绪,勿熬夜,规律饮食作息,低脂、低盐饮食,忌烟、酒、浓茶。

【医案复诊】服上方后,患者心慌、胸闷、气短显著改善,睡眠尚可,但大便偶有稀烂。上方减当归至 5g、麦冬至 5g,增白术至 25g,续服 7 剂。煎服法同前。回访诸症皆除。

【医案按语】患者因心慌气短就诊,劳则加重,少寐多梦,神疲乏力并常感胃脘不适,偶有头晕目眩,平素食少,容易腹胀,大便稀烂,面色无华,舌淡苔红,脉细弱、微数。四诊合参,辨证当属心脾气血两虚证。心悸因惊恐、劳累而发,时作时止,不发时如常人,病情较轻者为惊悸,较重者可转为怔忡,此为险情,提早防治较为重要。现代对心悸的临床辨证应结合引起心悸的原发疾病的诊断,以提高辨证的准确性。如功能性心律失常引起的心悸,常表现为心率快速型心悸,多属心脾两虚、心虚胆怯,心神动摇;冠心病引起的心悸,多为气虚血瘀,或由痰瘀交阻而致;风湿性心脏病引起的心悸,以心脉痹阻为主;病毒性心肌炎引起的心悸,多由邪毒外侵,内舍于心,常呈气阴两虚、瘀阻络脉证。且在虚证的治疗中,应注意补益心脾而不过燥,滋养肝肾而不过腻。辨证与辨病相结合,故本案主方选归脾汤。归脾汤原载于宋代严用和的《济生方》,但无当归、远志,至明代薛己在《内科摘要》中补入此二药,沿用至今,且其适用范围也随后世医家临证实践而不断扩充。方中黄芪补脾益气,龙眼肉既补脾气又养心血,共为君药。党参、白术皆为补脾益气之要药,与黄芪相伍,补脾益气之功益著;当归补血养心,酸枣仁宁心安神,二药与龙眼肉相伍,补心血、安神志之力更强;四药均为臣药。佐以茯神养心安神,远志宁神益智;更佐理气醒脾之木香,与诸补气养血药相伍,可使其补而不滞。炙甘草补益心脾之气,并调和诸药,用为佐使。引用生姜、大枣共煮煎服,调和脾胃,以资化源。麦冬、五味子取生脉散之意,益气生津敛阴;石榴皮涩肠止泻,属对症治疗。诸药相合,心脾得补,气血得养,阴阳双调,诸症皆除。

【医案加减】阳虚甚而汗出肢冷,脉结或代者,加附子、肉桂;自汗、盗汗者,加麻黄根、浮小麦;心烦不安者,加丹参、琥珀、龙齿。

案九 失眠1

【医案初诊】邢某，男，65岁，2021年6月3日初诊，睡眠欠佳3个月余。患者3个月前无明显诱因出现睡眠欠佳，难入寐，多梦，易疲劳，健忘，平素多汗，面色少华，时有头晕，纳少，二便尚调。舌淡，苔薄白，脉细弱。BP 100/64mmHg，HR 86次/min。其余未见异常。

【西医诊断】失眠。

【中医诊断】不寐。

【医案证型】心脾两虚证。

【医案治则】益气补血，健脾养心。

【医案主方】归脾汤加减。

【医案药物】
白 术15g	党 参30g	黄 芪40g	当 归20g
炙甘草5g	茯 神10g	远 志10g	酸枣仁10g
龙眼肉30g	生 姜3片	大 枣10g	木 香10g^{后下}
石菖蒲15g	牛大力30g		

【药物服法】7剂，水煎服，1剂/d，2次/d，早晚饭后半小时温服。

【医案复诊】2021年6月13日（二诊）：患者服药后无明显不适，面色较前红润，乏力、头晕等症均有改善。守上方续服1个月，睡眠较前好转，每晚能熟睡5～6小时。随访半年，症状未复发。

【医案按语】心主血脉，脾为气血生化之源，心脾两虚，气血生化无源，血不养心，则神不守舍，故多梦、难入寐。血虚不能上荣于头面，故面色少华、舌淡。脾气虚，运化无力，故纳少。血少而气虚，故精神不振、易疲劳、多汗、脉细弱。辨为心脾两虚证，故用归脾汤加减治疗。

方中黄芪补脾益气，龙眼肉补益心脾、养血安神，共为君药。党参、白术、茯神、炙甘草，取四君子汤之意，与黄芪配伍，则补脾益气之功更为显著。当归补血，酸枣仁宁心安神，与龙眼肉并用，则养心安神之力更强。茯神养心安神，远志安神益智、交通心肾。方中多为补益之品，故佐以木香理气醒脾，以防滋腻。生姜、大枣调和脾胃。诸药合用，益气健脾，养血安神。

【医案加减】患者健忘，故加石菖蒲，入心经，以开心窍，宁心安神益智；平素易疲劳，故加牛大力，以补虚。

案十　失眠2

【医案初诊】颜某，男，32岁，于2020年9月8日初诊。患者自诉失眠，睡眠状态差，很难入睡，睡后不易醒，心烦易怒已有半年之久，常觉腰部酸胀疼痛，大便溏，且大便时常常腹痛，排完便后即舒，紧张时易腹痛想排便，平素压力较大，近日出现心慌，自觉胸中憋闷，躺下后尤甚，早泄，尿黄。面色青黄，舌淡苔厚腻，脉弦滑。

【西医诊断】睡眠障碍。

【中医诊断】不寐。

【医案证型】肝郁痰气互结证。

【医案治则】疏肝通阳，祛痰理气，养心安神。

【医案主方】瓜蒌薤白白酒汤、酸枣仁汤合痛泻要方加减。

【医案药物】全瓜蒌30g　薤　白15g　降　香15g^{后下}　田七粉3g^{冲服}

　　　　　　酸枣仁15g　知　母15g　茯　苓20g　川　芎10g

　　　　　　炙甘草10g　陈　皮10g　防　风10g　炒白芍10g

　　　　　　炒白术15g

【药物服法】14剂，加少量白酒，水煎服，1剂/d，早晚饭后半小时各温服150ml。同时规律睡眠，适度锻炼。

【医案复诊】2020年9月23日（二诊）：患者服药无不适，述服药后胸中憋闷疼痛和腰痛都有所缓解，睡眠状态有所好转，但仍较难入睡，心烦易怒感有所缓解，仍有心慌，小便量增多、颜色变淡，大便偶有稀溏，服药期间同房1次，早泄情况仍有。面色青黄，舌淡苔白稍腻，脉弦滑。予初诊方14剂，加少量白酒，水煎服，煎服法如前。

2020年10月10日（三诊）：患者服药无不适，述服药后胸中憋闷感减轻明显，腰痛也较前好转，睡眠状态好转明显，入睡情况较前明显改善，偶有心慌、心烦，小便量如前、色变淡，大便可，早泄情况仍有。面色可，舌淡苔白，脉弦弱。予二诊方去痛泻要方，加沙苑子15g、生龙骨30g^{先煎}、生牡蛎30g^{先煎}、柴胡10g、白芍15g，14剂。加少量白酒，水煎服，煎服法如前。

2020年10月25日（四诊）：患者服药无不适，述服药后胸中已无憋闷感，偶有腰部酸胀疼痛，睡眠状态佳，无入睡困难，无心慌，偶有心烦，二便可，早泄情况明显改善。面色可，舌淡红苔白，脉缓稍弦。巩固疗效，予三诊方14剂。加少量白酒，水煎服，煎服法如前。

后未来诊，半年后随访得知，患者身体状况佳，诸症未复发。

【医案按语】患者主诉失眠，伴有心烦易怒，心慌，早泄，腰痛，尿黄，便溏，面色青黄，舌淡苔厚腻，脉弦滑。患者症状多样，涉及多个脏腑，但是将这些症状整合起来看，就可以明确其主要病机是肝气郁结；患者自觉胸中憋闷，结合舌脉，可以确定乃痰气互结所致。患者本肝气郁滞，水停与气滞相合，则痰气互结，结于胸则心慌、憋闷，结于下则腰部酸胀疼痛；久郁化火则尿黄；肝气郁滞，肝木乘脾土则出现痛泻；肝为罢极之本，主气机疏泄，若肝气郁滞则出现疏泄功能的亢进或馁弱，而出现早泄。四诊合参，当属肝郁痰气互结证。林老以瓜蒌薤白白酒汤合酸枣仁汤、痛泻要方加味治疗。瓜蒌薤白白酒汤中，全瓜蒌涤痰散结；薤白通阳导滞，开胸中之痰结，通胸中之阳气，以开气机郁滞。《金匮玉函要略述义》谓瓜蒌薤白白酒汤"既辛散而复卜达，则所痹之阳自通矣"。虽然瓜蒌薤白白酒汤在《金匮要略》中治胸痹心痛，但对于阳气闭阻的腰痛亦可药到病除，配合降香通阳气而下达以疏肝理气；合酸枣仁汤补养肝血，以助睡眠；合痛泻要方补脾柔肝，祛湿止泻。

【医案加减】肝气郁滞，故加降香；腰痛，故加田七；痛泻之证愈，故去痛泻要方；早泄，故加沙苑子、生龙骨、生牡蛎；早泄缘于肝郁，故加柴胡、白芍。

案十一　失眠3

【医案初诊】麦某，男，56岁，海南海口人，2021年3月10日因"入睡困难，偶烦躁1个月"就诊，患者自诉近1个月无明显诱因出现入睡困难，烦躁、易醒、醒后难入睡，无心悸，且夜尿多，尿频、尿急、尿不尽，偶伴阴囊坠胀疼痛，头眩目晕，咽干口燥、眼睛干涩，舌红，苔白腻，脉弦细。患者既往有双侧精索静脉曲张、前列腺增生病史。

【西医诊断】失眠（短期失眠障碍）。

【中医诊断】不寐。

【医案证型】肝血虚证。

【医案治则】养血安神，清热除烦。

【医案主方】酸枣仁汤合五苓散加减。

【医案药物】酸枣仁 15g　　炙甘草 3g　　知　母 6g　　茯　苓 15g
　　　　　　川　芎 6g　　猪　苓 12g　　泽　泻 20g　　白　术 12g
　　　　　　桂　枝 8g　　鸡血藤 10g

【药物服法】14 剂，水煎服，1 剂 /d，早晚饭后半小时各温服 150ml。同时辅以心理疏导，放松心情，可适当加强运动，睡前勿过分思虑。

【医案复诊】2021 年 3 月 25 日（二诊）：患者服药后无明显不适，睡眠质量有所改善，夜尿减少，尿频、尿急明显减轻，舌红苔白，脉弦，余症如上述。予上方去猪苓，加山药 15g，天花粉 15g，14 剂。煎服法同前，不适随诊。

后电话回访，入睡困难已好转，能正常入睡。

【医案按语】患者因"入睡困难"就诊，临床表现为烦躁、易醒、醒后难入睡，无心悸，且夜尿多，尿频、尿急、尿不尽，偶伴阴囊坠胀疼痛，头眩目晕，咽干口燥、眼睛干涩，舌红，苔白腻，脉弦细。经四诊合参，辨证当属肝血虚证。肝藏血，血舍魂。肝血不足，肝为心之母，母病及子，血不养心，则神魂不安而出现不寐。肝体阴而用阳，不寐则使肝血不足，阳浮于外，阴不制阳，阴虚生内热，故出现"虚烦"。体内水液代谢受肺、脾、肾、膀胱、三焦调节。三焦是"水道"，主运行水液和气化。肺主气，为水之上源，调节体内水液。肺气宣发，使水液向上向外输布；肺气肃降，使水液下行至肾，经膀胱气化生成尿液排出体外，使小便通利。脾主运化水液，调节水液代谢。肾、膀胱主下焦水液气化，蒸化水液向上归肺脾，向下输膀胱，形成尿液，排出体外。

酸枣仁汤见于《金匮要略》，是治疗心肝血虚失眠的名方，具有养血安神、清热除烦的功效。方中酸枣仁甘酸平，入肝、心经，酸补肝血，敛摄神魂，善助眠；川芎辛温，归肝、胆经，调肝血、疏肝气，养血调肝，补而不滞；知母苦寒，归肺、胃、肾经，滋阴润燥，清热而不伤阴，与酸枣仁合用，酸苦泄热以治疗虚烦；甘草甘平，归心、肺、脾、胃经，补脾益气，防疏泄太过，和缓诸药；茯苓甘淡平，归心、肺、脾、肾经，健脾宁心，利水渗湿。全方养血安神，肝脾同调，收散并用，补泻并施，使补而不滞，气机畅达，从而恢复脏腑功能。五苓散见于《伤寒论》，可温阳解表，化气行水。方中泽泻（甘淡寒，归肾、膀胱经）、猪苓（甘淡平，入肾、膀胱经）、茯苓利水渗湿，通利下焦并泄热;白术甘苦温,归脾、胃经,益气健脾,燥湿利水,使中焦气机畅达;桂枝辛甘温,归心、肺、膀胱经,通阳化气,温通经脉。诸药合用,作用于三焦,化气行水,使患者小便通利。

【医案加减】患者阴囊坠胀疼痛,故加鸡血藤,活血补血,舒经活络;咽干口燥、眼睛干涩,故加山药、天花粉,益气养阴生津。

案十二 高脂血症

【医案初诊】李某,男,40岁,海南文昌人,2021年7月18日因"双上肢麻木半年"就诊。患者自诉由于工作劳累,生活紊乱,饮食作息不规律,嗜食肥甘厚腻,半年前开始出现双上肢麻木。

现症见:神疲乏力,形体肥胖,双上肢麻木,疲乏无力、腹胀,腰膝酸软,纳差,眠差,大便黏腻不爽,舌淡红,苔白腻,脉滑。

血脂:甘油三酯 3.2mmol/L,LDL-C 4.5mmol/L,HDL-C 1.1mmol/L,总胆固醇 6.7mmol/L。颈部 CT 无明显异常。

【西医诊断】高脂血症。

【中医诊断】痹证。

【医案证型】脾虚痰湿证。

【医案治则】化痰降浊,健脾利湿。

【医案主方】自拟降脂汤。

【医案药物】
制何首乌 12g	桑寄生 15g	决明子 10g	茵 陈 20g
金樱子 10g	益母草 15g	泽 泻 20g	山 楂 15g
神 曲 20g	麦 芽 30g		

【药物服法】7剂,水煎服,1剂/d,早晚饭后半小时各温服150ml。注意清淡低脂饮食,合理作息,保证充足睡眠。

【医案复诊】2022年7月26日(二诊):患者服药后无明显不适,自觉上肢麻木有所减轻,胃口有所改善,睡眠差。予上方加柏子仁10g、茯神15g,14剂。嘱患者清淡饮食,不适随诊。

【医案按语】患者因"双上肢麻木半年"就诊,查血脂示高脂血症。患者自诉由于工作劳累,生活紊乱,饮食作息不规律,嗜食肥甘厚腻,半年前开始出现双上肢麻木。现症见神疲乏力,形体肥胖,双上肢麻木,疲乏无力、腹胀，腰膝酸软，纳差，眠差，大便黏腻不爽，舌淡红，苔白腻，脉滑。经四诊合参，辨证属脾虚痰湿。脾主运化，为后天之本、气血生化之源。过食膏粱厚味，使脾失健运，致中焦塞滞，膏脂不能及时运化输布，痰浊流注血脉，阻滞气血运行，气滞则水谷精微、津液停聚，形成痰瘀互结血脉之证。上部之气不能下降，阻滞四肢经络，导致肢体麻木。脾主四肢，患者脾虚湿盛，痰湿为有形之邪，且其性沉重黏腻，故大便黏腻不爽。

自拟降脂汤为林老经验方，在海南省中医院运用多年，疗效甚佳，具有化痰降浊、健脾利湿之功。方中泽泻甘淡寒，归肾、膀胱经，利水渗湿，化浊降脂，泄热。茵陈苦辛微寒，归脾、胃、肝、胆经，清热利湿，既防痰湿化热，又醒脾畅气开郁；制何首乌苦甘涩微温，归心、肝、肾经，滋补肝肾，益精血，补而不腻，且其有效成分可减少和阻止肠内脂类物质在血中的渗透和吸收，促进脂类物质转运和代谢；桑寄生苦甘平，归肝、肾经，补肝肾，强筋骨，祛风湿；金樱子酸甘涩平，归肾、膀胱、大肠经，固精缩尿，防渗湿过多；益母草苦辛微寒，归肝、心包、膀胱经，活血利尿，使痰湿从小便出，清热解毒。决明子甘苦咸微寒，归肝、大肠经，滋养肝肾之阴，清肝明目，润肠通便，可降低胆固醇、低密度脂蛋白胆固醇和甘油三酯；山楂酸甘微温，归脾、胃、肝经，消食健胃，化浊降脂，行气散瘀，尤善消油腻和肉类之积，具有降血脂、抗动脉粥样硬化和促进脂肪分解的作用；神曲辛甘温，归脾、胃经，健脾和胃、消食调中，消饮食停滞，缓腹胀胸痞，尤善消米面之食；麦芽甘平，归脾、胃、肝经，行气消食，健脾开胃，善消淀粉类食物。山楂、神曲、麦芽合用，共起消积化滞、健脾消食的作用。

诸药合用，协同作用，可调节体内血脂达到平衡。全方化痰湿采用辛温燥湿、淡渗利湿之法，使痰去湿清，以恢复气血正常运行；中上二焦辛开芳化、下焦淡渗相结合，健脾行气，补益肝肾，攻补同用，祛邪而不伤正，补益而不敛邪，既消除病理产物，又调整肝脾肾脏腑功能，恢复各脏腑间联系，达到标本同治。

【医案加减】患者睡眠差，故加柏子仁、茯神。

第十七章 水液代谢疾病

案一 自主神经功能紊乱(汗证)

【医案初诊】邓某,男,42 岁,海南儋州人,2021 年 10 月 5 日因"夜间汗多 1 周"就诊。患者自诉近 1 个月来入睡后出汗多,近 1 周明显加重,且背心怕冷,夜间难入睡,眠浅,舌淡,苔白,脉沉细。平素易感冒,有鼻炎病史。

【西医诊断】多汗证(自主神经功能紊乱)。

【中医诊断】汗证(盗汗)。

【医案证型】阳虚失固证。

【医案治则】扶阳固表,调和营卫。

【医案主方】麻黄附子细辛汤加减。

【医案药物】麻 黄 6g　　制附片 10g^{先煎}　细 辛 3g^{先煎}　桂 枝 15g
生龙骨 30g^{先煎}　生牡蛎 30g^{先煎}　黄 芪 12g　炙甘草 10g

【药物服法】7 剂,水煎服,1 剂 /d,早晚饭后半小时各温服 150ml。忌酸、冷、豆、鱼类食物。

【医案复诊】2021 年 10 月 13 日(二诊):患者服药后无明显不适,睡眠质量有所改善,夜间出汗减少,仍有背心怕冷,舌淡红,苔白,脉沉。前方麻黄减至 3g,再服 7 剂。

后电话回访,患者夜间已不出汗,能够自然入睡。

【医案按语】患者因"夜间汗多 1 周"就诊,临床表现为近 1 个月来入睡后出汗多,近 1 周明显加重,且背心怕冷,夜间难入睡,眠浅,舌淡,苔白,脉沉细。经四诊合参,辨证为阳虚失固证。阴阳失调,心阳不足,腠理不固,致汗液外泄。心神失养,则少寐;阳气亏虚于内,太阳之卫阳不能固密津液,且卫阳虚弱又被外邪侵犯而致固摄失职,造成营阴外泄,表现为汗多。麻黄附子细辛汤见于《伤寒论》,具有温经通阳、散寒通痹的作用。麻黄辛微苦温，归肺、膀胱经，入太阳祛散表寒；附子辛甘大热，归心、脾、肾经，补火助阳，温里散寒，激发人体正气，使阳气固密，通行十二经脉，固护卫表，使汗止，阴津恢复；细辛辛温，归心、肺、肾经，善走窜，在表发散风寒，助麻黄解表，在里鼓舞阳气，助附子温经补阳，与麻黄、附子相配，表里同治。三药合用，温少阴之经而散太阳之表，补肾阳使卫出有源而汗自止。

【医案加减】桂枝助阳化气，温通经脉；黄芪益卫固表，补气升阳，生津养血，恢复卫阳摄津于内，抵御邪气于外。龙骨、牡蛎潜阳补阴，增强敛汗，收敛浮越之阳气，固摄阴精；助附子固脱，同时重镇安神镇惊、定悸安神。炙甘草缓急和药，防收敛太过，补脾和胃，益气复脉。

案二　肾小球性蛋白尿

【医案初诊】周某，男，35岁，海南陵水人，2021年11月10日因"晨起发现泡沫样尿7天"就诊。患者自诉平素易腰膝酸软、四肢乏力，头晕耳鸣，睡眠差，胃口不佳，精神疲乏，口干，大便干。舌质红，苔薄白，脉沉细数。患者面部及全身无水肿，无高血压、糖尿病病史。

尿常规：尿蛋白（++），白细胞（-），红细胞（-），管型（-）。

血常规：血红蛋白（Hb）130g/L，Na^+ 137mmol/L，K^+ 3.7mmol/L。

肌酐375mmol/L，尿酸437μmol/L，抗O抗体（-）。

【西医诊断】肾小球肾炎（肾小球性蛋白尿）。

【中医诊断】虚劳（精微下泄）。

【医案证型】肝肾阴虚证。

【医案治则】滋阴补肾，益气固摄。

【医案主方】六味地黄丸加减。

【医案药物】
熟地黄12g	山　药10g	山茱萸10g	泽　泻10g
茯　苓10g	牡丹皮10g	黄　芪12g	益母草10g
蝉　蜕10g	紫苏叶8g	牛大力15g	酸枣仁12g

【药物服法】7剂，水煎服，1剂/d，早晚饭后半小时各温服150ml。注意复查，同时高蛋白饮食，避免剧烈运动。

【医案复诊】2021年11月18日（二诊）：患者自诉服药后泡沫样尿有所减少，睡眠有所好转，其余症状无明显改善。予初诊方加芡实10g、金樱子

10g、杜仲10g、菟丝子10g，14剂。服用后复查尿常规随诊。

2021年12月5日（三诊）：患者服药后复查尿常规示尿蛋白（±），肌酐200mmol/L。予二诊方去紫苏叶、芡实，14剂。

后电话随访，患者腰膝酸软症状好转，泡沫尿消失。

【医案按语】患者因"晨起发现泡沫样尿7天"就诊，查尿常规示尿蛋白（++）。患者平素腰膝酸软、四肢乏力，头晕耳鸣，睡眠差，胃口不佳，精神疲乏，口干，大便干，脉沉细数，舌质红，苔薄白，面部及全身无水肿，无高血压、糖尿病病史。经四诊合参，辨证属肝肾阴虚证。"肾者主蛰，封藏之本，精之处也。"肾为先天之本，肾虚不足，失于封藏，则精关不固。脾为后天之本，脾虚运化无能，分清泌浊功能下降，同时摄精不力，精微不摄，随小便外排而见蛋白尿。脾肾气阴两虚，导致疲乏、腰酸、耳鸣。

六味地黄丸出自宋代《小儿药证直诀》。方中熟地黄甘微温，归肝、肾经，滋阴补肾，益精填髓，大补真阴；山茱萸酸涩微温，补肝养肾，涩精固脱；山药甘平，归脾、肺、肾经，益气养阴，补脾肺肾，固摄精微。三味补药相伍，滋肾养肝益脾，即三阴并补。泽泻甘淡寒，归肾、膀胱经，利水渗湿，泻肾水、防熟地黄之滋腻；茯苓甘淡平，归心、肺、脾、肾经，利尿健脾宁心，既助山药补脾，又助泽泻利水，且防熟地黄滋腻碍运化，调节体内钠、钾及氯元素；牡丹皮苦辛微寒，归心、肝、肾经，活血化瘀，清泻相火，凉肝而泻阴中伏火，制山茱萸之温涩。全方三补治本，三泻治标，补中有泻，寓泻于补，标本兼顾。诸药合用，滋而不寒，温而不燥，治疗肾阴精不足、精微下泄，改善肾功能。

【医案加减】患者疲倦无力，故加黄芪，补气升阳，生津养血。加益母草活血利尿通淋，清热解毒利湿；加蝉蜕清泻肝火、紫苏叶行气和胃；加牛大力补虚，强筋活络；睡眠差，故加酸枣仁，养心安神，宁心补肝；加芡实、金樱子，健脾固摄；加杜仲、菟丝子，补益肝肾。

第十八章 / 皮肤病

案一 斑 秃

【医案初诊】陈某，男，4岁，2021年10月10日初诊。

主诉：头发脱落半月，加重1周。

病史：患儿半月前无明显诱因头顶出现1元硬币大小脱发区，当时未予处理，逐渐脱发区变大，遂至当地西医院就诊，予维生素B族、谷胱甘肽、卤米松等药物治疗，疗效不显。近1周来，脱发区明显变大，蔓延至整个头部。因病情加重，遂至林老门诊就诊。患儿好动，家长喜大声呵斥。刚上幼儿园，便有家长安排的作业，家里管教严格，常有体罚。二便尚可，入睡难，舌红，苔少，脉弦。

专科情况：枕部散在片状黑发区，脱发区多达头皮90%，表面光亮，局部见白色毳毛，轻触眉毛易脱落，无瘙痒、疼痛。

【西医诊断】斑秃（普秃）。

【中医诊断】油风。

【医案证型】肝郁血瘀证。

【医案治则】疏肝解郁，活血化瘀。

【医案主方】柴胡疏肝散加减。

【医案药物】
柴 胡9g	香 附6g	白 芍10g	陈 皮9g
川 芎9g	枳 壳9g	郁 金9g	制何首乌10g
红 花5g	桃 仁9g	枸杞子10g	菟丝子10g
炙甘草10g			

【药物服法】14剂，水煎服，1剂/d，2次/d，早晚饭后半小时温服。嘱咐家长少呵斥患儿，在家不许安排作业，多让患儿户外活动、与其他儿童游戏，不可有冷暴力或体罚患儿，以免造成儿童心理负担过重。患儿年少，无

法耐受梅花针治疗,故家长应多予以头皮按摩,促使血液流通。

【医案复诊】2021年10月24日(二诊):患儿好动,但家长训斥减少。家长诉近期不再严管患儿,鼓励患儿出门和朋友玩耍,适量观看儿童电视节目。纳可,睡眠明显好转,二便调。舌红,苔少,脉弦。继续服用上方14剂。

2021年11月7日(三诊):家长诉患儿近日来睡眠较好,心情开朗。查体:多处头皮见黑色细发或点状黑发。舌红,苔少,脉弦。予初诊方加怀山药10g,14剂。水煎服,日1剂。余治疗不变。

2021年11月21日(四诊):头皮可见大片新发生长。纳眠可,二便调,舌红,苔薄白,脉细。予三诊方14剂,水煎服,日1剂。

2021年12月5日(五诊):患儿头皮全部长出新发,眉毛不易脱落。继服三诊方7剂,巩固疗效。嘱咐并要求家长关注患儿心理健康,不要增加患儿压力,保证患儿充分睡眠、健康饮食。

随访半年,未再复发。

【医案按语】患儿多动,家长喜大声呵斥,常有体罚,长此以往,致患儿肝气郁结,阻滞气血运行,久则气滞血瘀,气血不达,肌表失于濡养,故见脱发。治以疏肝解郁,活血化瘀。方选柴胡疏肝散加减。方中柴胡善疏肝解郁,为君;香附理气疏肝,川芎活血行气,助柴胡解肝经郁滞,并增行气活血之效,共为臣药;陈皮、枳壳理气行滞,芍药、甘草养血柔肝,均为佐药。"发为血之余",予桃仁、红花活血化瘀,促进头发生长;"肾藏精,其华在发",精生血,精血充足则毛发旺盛,故以何首乌、菟丝子、枸杞子补肾养阴。炙甘草调和诸药,为使药。诸药相合,共奏疏肝行气、活血化瘀、补血填精之功。

【医案加减】健脾胃以助后天之本,故加怀山药,使气血得以充盈。

案二 特应性皮炎

【医案初诊】陈某,女,5岁。2022年6月12日初诊。

主诉:全身反复红斑3年,加重1周。

病史:患儿3年前无明显诱因出现四肢红斑、脱屑,瘙痒明显,在多家医院以"湿疹"治疗,具体用药不详,外涂药物后好转,其后几年里病情反复发作。1周前,无明显诱因皮损范围增大,病情加重,遂至林老门诊求诊。患者有过敏性鼻炎病史1年,父亲有过敏性鼻炎病史20余年。

刻下症：剧痒，心烦，易动，挑食，二便尚可，眠差，舌红，苔少，脉细数。

专科情况：头面、四肢、躯干散在红斑、丘疹，局部抓痕明显，无渗出，全身皮肤干燥，搔抓易脱屑，肘窝、腘窝处红斑明显，周围散在红丘疹。

【西医诊断】特应性皮炎。

【中医诊断】四弯风（浸淫疮）。

【医案证型】血热风燥证。

【医案治则】清热凉血，祛风润燥止痒。

【医案主方】凉血消风散加减。

【医案药物】

生地黄30g	当 归9g	荆 芥9g	防 风9g
蝉 蜕6g	白蒺藜9g	知 母9g	生石膏15g
川 芎9g	刺猬皮9g	黄 精9g	赤 芍15g
生甘草6g			

【药物服法】7剂，水煎服，日1剂，早晚饭后温服。

外治法：（1）克立硼罗软膏，外涂，每日2次。

（2）润肤露，外涂，每日3次。

【医案复诊】2022年6月19日（二诊）：患儿诉瘙痒减轻，查体见红斑面积较前缩小，局部颜色变淡，丘疹减少。纳可，眠差，二便调。舌红，苔少，脉细数。予初诊方加酸枣仁15g，7剂。水煎服，日1剂，余治疗同前。

2022年6月26日（三诊）：家长诉患儿搔抓次数明显减少，查体见头面部皮疹消退，其余部位未见新生皮疹，四肢、躯干部红斑消退，局部留有淡褐色色素沉着斑。纳可，睡眠改善，二便调。舌红，苔少，脉细数。予二诊方去蝉蜕、白蒺藜，7剂。水煎服，日1剂，余治疗不变。

2022年7月3日（四诊）：家长诉患儿服药1周后未再搔抓，未诉明显瘙痒。头面、四肢、躯干部红斑、丘疹基本消退，肘窝、腘窝处见散在褐色色素沉着斑。纳眠可，二便调，舌红，苔薄，脉细。守三诊方7剂，水煎服，日1剂，巩固疗效。

随访至今，未见发作。

【医案按语】四弯风（浸淫疮）为一种与遗传过敏性体质有关的慢行炎症性皮肤病。《外科大成》记载："四弯风，生于腿弯脚弯，一月一发，痒不可忍……"本病应从"燥"论治。先天禀赋不耐，后天调养失当，脾失健运，复感风湿燥热之邪，内外合邪，郁结肌肤，耗伤阴血，阴血不足，肌肤失养，多发为本病。虽然本病急性期多见脾虚湿盛证，然本案中患儿以红斑、丘疹为主，属风热、血热之征，皮肤干燥脱屑是燥邪内生之象。故在本案中，以知母、石膏清气血分热，荆芥、防风、蝉蜕、白蒺藜疏风清热，四物汤养血润燥止痒，合刺猬皮增强凉血、行血之功，加黄精助滋养阴血之效。诸药合用，可达清热凉血、祛风润燥止痒之功。二诊时，患儿因瘙痒难眠，投以酸枣仁，安神止痒助眠。三诊时，患儿家长诉瘙痒已明显减轻，诸症皆改善，故去蝉蜕、白蒺藜。四诊时，患儿基本痊愈，故嘱咐再服三诊方1周，以观后效。

林老治疗皮肤病，注重内服与外用同治，故本案除了用内服药治"燥"，也注重强调外涂润肤露解"燥"，并予西药克立硼罗软膏抗炎止痒，取得较好疗效。

【医案加减】眠差，故加酸枣仁，养血安神助眠。

案三　皮肤瘙痒症

【医案初诊】王某，男，75岁。2021年8月21日初诊。

主诉：全身皮肤剧烈瘙痒5个月余。

病史：患者2021年3月无明显诱因出现全身皮肤瘙痒，伴干燥，夜间加重，抓破处可见血痕，皮肤色红，可扪及灼热感，自行涂"999皮炎平""绿药膏"等可缓解，但停药后再次出现皮肤瘙痒。患者为求进一步治疗，来林老门诊就诊。

现症见：皮肤干燥，局部可见起屑，表面可见抓痕，口苦、口干，纳可，眠差，大便干燥，需开塞露辅助通便，小便可，舌质红，少苔，脉弦细。

【西医诊断】皮肤瘙痒症。

【中医诊断】风瘙痒。

【医案证型】阴虚血燥证。

【医案治则】滋阴养血，润燥止痒。

【医案主方】自拟润燥止痒汤。

【医案药物】

沙　参10g	麦　冬10g	熟地黄10g	当　归10g
川　芎10g	白　芍10g	火麻仁10g	玄　参10g
甘　草10g	蝉　蜕6g		

【药物服法】7剂，水煎服，日1剂，早晚温服。嘱患者可外涂尿囊素或润肤露，以止痒。

【医案复诊】2021年8月28日（二诊）：患者自诉瘙痒较前明显好转，大便难解较前明显好转。守上方继续服用。

2周后随访，患者自诉皮肤无瘙痒，大便可，无特殊不适。

【医案按语】老年皮肤瘙痒症是临床常见慢性皮肤病，发病机制复杂，具有反复难愈等特点。剧烈瘙痒常严重影响患者生活质量，让患者产生严重心理负担。中医认为，皮肤瘙痒属于"痒风""瘾疹"等范畴。《诸病源候论》记载："风瘙痒者，是体虚受风，风入腠理，与血气相搏，与俱往来，在于皮肤之间。邪气微，不能冲击为痛，故但瘙痒也。"其病因与风、血热、血虚、阴虚等相关，治疗法则以养血、润燥、祛风、止痒为主。老年皮肤瘙痒症与正虚、外邪相关。本案中，患者年老，正气亏虚，加之外邪侵袭，气血不足，难以运化，生风化燥，皮肤失于濡养，而致瘙痒、干燥、脱屑；阴津亏虚，无以润泽肠道，则见大便干燥难解。结合患者舌脉象，当属阴虚血燥证，治疗以滋阴养血、润燥止痒为法，方选以四物汤为基础而组成的自拟润燥止痒汤。方中沙参、麦冬为君，滋阴润燥；熟地黄、当归为臣，滋阴养血、补血活血，辅以通便；蝉蜕祛风止痒，白芍敛阴养血止痒，川芎活血祛风止痒（血行风自灭），诸药合用辅佐君药发挥作用；玄参咸寒之品，质润多液，合熟地黄、麦冬能滋阴增液止痒，合火麻仁能苦泄滑肠而通便；甘草调和诸药。二诊后，患者症状较前缓解，继续守原方服用，药到病除。

案四　头面部带状疱疹

【医案初诊】符某，女，65岁。2022年4月15日初诊。

主诉：左侧头面部水疱伴剧痛3天。

病史：3天前无明显诱因出现左侧头部疼痛，在当地诊所以偏头痛治疗，具体用药不详，疗效不显，1天后疼痛逐渐加剧，伴左侧头皮至左侧额头、眼睑、面颊部水疱、红斑，面部肿胀，遂至门诊求诊。

刻下症：口干口苦，食欲不振，二便尚可，睡眠差，舌红，苔黄厚腻，脉弦数。

专科情况：左侧头皮、额头、左眼、左侧面颊部可见大片带状群集性水疱,针尖至绿豆大小,疱液混浊,无明显破溃,基底鲜红,眼睑、面部肿胀明显。

【西医诊断】头面部带状疱疹。

【中医诊断】蛇串疮。

【医案证型】肝经郁热证。

【医案治则】清泻肝火,解毒止痛。

【医案主方】龙胆泻肝汤加减。

【医案药物】

龙　胆 10g	黄　芩 10g	栀　子 10g	酸枣仁 15g
泽　泻 10g	车前子 15g^{包煎}	柴　胡 10g	当　归 15g
牛蒡子 10g	菊　花 30g	延胡索 25g	蜈　蚣 2 条
生地黄 15g	甘　草 6g		

【药物服法】5 剂,水煎服,日 1 剂。

外治法:青黛 1 袋,两面针 1 袋,颗粒散剂研磨,50ml 生理盐水溶解湿敷,每次 30 分钟,每日 2 次。

【医案复诊】2022 年 4 月 23 日(二诊):患者红斑面积较前缩小,局部水疱干涸结痂,疼痛稍减,面部肿胀减退,无新起皮疹,睡眠有所改善,但仍入睡困难,纳差,二便调。舌红,苔黄厚,脉弦数。效不更方,守上内服、外洗方 3 剂。

2022 年 4 月 26 日(三诊):患者头面部水疱基本干涸,红斑变暗,眼睑、面部肿胀消退,疼痛虽较前减轻,但仍影响睡眠质量,无口干口苦,二便调,稍有食欲。舌暗红,苔黄,脉弦。

中医辨证:余热未清伴气滞血瘀。

治则:清肝理气,活血止痛。

处方:柴胡疏肝散加减。

柴　胡 15g	郁　金 10g	陈　皮 10g	赤　芍 15g
丹　参 20g	香　附 10g	黄　芩 10g	板蓝根 15g
酸枣仁 15g	枳　壳 10g	生地黄 20g	延胡索 20g
川楝子 10g	桃　仁 10g	红　花 10g	甘　草 6g

5 剂,水煎服,日 1 剂,早晚饭后温服。

外治法:青黛 1 袋,两面针 1 袋,颗粒散剂研磨,10ml 生理盐水调至糊状,涂抹患处,每日 2 次。

5 天后随访，患者诉头面部红斑、水疱尽退，无肿胀，疼痛明显缓解，睡眠改善，胃纳如常。嘱患者续服 5 天，巩固疗效。

【医案按语】本病初起可先发疼痛，再逐渐出现红斑、水疱等。根据患者水疱混浊，基底鲜红，口苦口干，舌红，苔黄厚腻，脉弦数，四诊合参，辨为肝经郁热证。患者年老体衰，禀赋不耐，感受湿热之邪，邪郁肝经，发为本病。湿热袭表，故见水疱混浊、基底鲜红；肝经湿热，故见口苦口干；湿热郁结，经络不通，则见疼痛难忍；舌红，苔黄厚腻，脉弦数，均为肝经郁热之象。故方选龙胆泻肝汤加减，清泻肝火，解毒止痛。方中龙胆苦寒，不但可以清利肝胆实火，还可以清利肝胆湿热，故为君药；黄芩、栀子苦寒泻火、燥湿清热，牛蒡子清热解毒，共为臣药；泽泻、车前子渗湿泄热、导热下行，当归、生地黄养血滋阴（实火所伤，损伤阴血），使邪去而不伤阴血，共为佐药；菊花引药上行，甘草调和诸药，共为佐使。配以柴胡、延胡索、蜈蚣，疏肝理气，通络止痛。患者服用 5 剂后，病情较前改善，效不更方，故二诊时继续服用 3 剂。三诊时，病情已经明显改善，由于龙胆、黄芩、栀子等苦寒之药久用易伤胃气，为避免邪去正伤，故去掉大部分苦寒之药。但观患者皮疹未尽数去除，且疼痛剧烈，舌暗红，苔黄，脉弦，是为余热未清、气滞血瘀之证，故以柴胡疏肝散加减治疗。方中柴胡疏肝理气止痛而为君，佐以香附、郁金、川楝子理气疏肝而止痛；陈皮、枳壳理气行滞，桃仁、红花、延胡索活血行气止痛，赤芍、甘草养血柔肝、缓急止痛；黄芩、板蓝根清肝经余热，生地黄、丹参凉血清热，酸枣仁安眠。诸药相合，共奏疏肝清肝、行气止痛之功。5 剂后随访，患者基本痊愈，恢复如常；嘱继续服用 5 剂，巩固疗效。

林老治疗本病注重内外同治，以清代医家吴师机所言"外治之理，即内治之理；外治之药，亦即内治之药"为理论基础，在整个疾病过程中采用青黛、两面针外敷水疱处，待水疱减少、干涸后使用上两药调糊再涂抹患处，根据病势发展，及时调整用药，不仅符合皮肤病在不同时期的用药法则，也体现出林老将外治法作为治病的有效补充。这种精细入微的医学精神值得继承和发扬。

【医案加减】邪热已除，苦寒之药久用恐伤胃气，故三诊时去龙胆、黄芩、栀子等药。

案五 带状疱疹后遗神经痛

【医案初诊】张某，男，72岁。2021年7月3日初诊。

主诉：右侧胁肋、背部剧烈疼痛2个月。

病史：患者诉2个月前右侧胁肋部至背部起水疱、红斑，伴刀割样或电击样阵发性疼痛，在外院以"带状疱疹"进行治疗，其间曾口服阿昔洛韦片、甲钴胺片、普瑞巴林，外涂阿昔洛韦乳膏，经治疗，红斑、水疱消退，但疼痛没有缓解，现剧痛难忍，夜间更甚，遂至林老门诊求诊。既往有高血压病史。

刻下症：右侧胁肋部色素沉着，口干、口苦、口黏，不欲饮食，疼痛入夜尤甚，二便尚可，睡眠差，舌暗红、有瘀斑，苔薄黄，脉沉涩。

专科情况：右侧胁肋至背部见片状褐色、暗红色斑片。

【西医诊断】带状疱疹后遗神经痛。

【中医诊断】蛇串疮。

【医案证型】气滞血瘀证。

【医案治则】理气活血，通络止痛。

【医案主方】四逆散合桂枝茯苓丸加减。

【医案药物】

柴 胡10g	赤 芍10g	枳 实10g	茯 苓15g
桂 枝10g	牡丹皮15g	桃 仁10g	全 蝎5g
蜈 蚣2条	酸枣仁15g	合欢皮30g	甘 草10g

【药物服法】14剂，水煎服，日1剂。

外治法：阿是穴刺络拔罐，每周1次。

【医案复诊】2021年7月27日（二诊）：患者诉疼痛缓解，发作次数减少，睡眠差，全身乏力，神疲，纳差，二便调。舌暗红、有瘀斑，苔白，脉沉细无力。予初诊方加黄芪30g、鸡内金15g、陈皮10g，14剂。水煎服，日1剂。

外治法：阿是穴刺络拔罐，每周1次。

2021年8月10日（三诊）：患者诉疼痛明显缓解，因疼痛发作次数、程度明显好转而睡眠明显改善，无口干口苦，二便调，食欲恢复。精神好转，舌暗红、无瘀斑，苔白，脉弦。予二诊方去蜈蚣、全蝎，再服7剂。

1周后随诊，诸症皆除。

【医案按语】本患者年老体弱，虽皮疹好转，但疼痛剧烈。带状疱疹后遗神经痛主要因气滞血瘀而发，由于早期感受湿热毒邪，导致气血凝滞，阻塞经络，以致疼痛剧烈，病情迁延不愈，故治宜理气活血、通络止痛。方中柴胡疏肝理气为君，佐以枳实行气散结，共达开结散郁、疏利阳气之功；芍药、甘草养血和营、缓急止痛，桂枝温阳通脉，桃仁活血化瘀，牡丹皮活血散瘀，茯苓健脾益气养心。诸药合用，共奏疏肝理气、通络止痛之功。方中加蜈蚣、全蝎，以增活血通络止痛之效；加酸枣仁、合欢皮，则养神安眠。刺络拔罐亦增强活血通络止痛之功。

二诊时，考虑患者年事已高且有基础病，同时因疼痛导致睡眠不佳，精神萎靡不振、全身乏力，是气滞兼有气虚的表现，故予黄芪益气补气，陈皮健脾行气，鸡内金健脾消食、增强食欲，标本兼顾，疾病自愈。

三诊时，病情明显转利，症状改善明显，故停用蜈蚣、全蝎等搜风通络之品，避免久用伤及正气。余药续用1周后，病症消退。

本案最精彩之处在于，林老熟用、活用经方，不再拘泥于桂枝茯苓丸常用来治疗妇科疾病，抓住了本病发在胸胁，循行少阳胆经。本案病位在肝胆，肝主藏血，血蓄者肝急，治宜疏肝理气、活血化瘀，而桂枝茯苓丸正是既可化瘀又可调和气血之剂，故合用可疏肝理脾的四逆散，就可达到治愈疾病的效果。从中可以学习到，使用经方时，若辨证准确，就可随证下方，自可药到病除。

【医案加减】气滞兼有气虚表现，故加黄芪益气补气，陈皮健脾行气，鸡内金健脾消食、增强食欲；为避免久用伤及正气，故减蜈蚣、全蝎等搜风通络之品。

第十九章

疑难杂病

案一　帕金森综合征

【医案初诊】吴某，女，84 岁，海南昌江人，2018 年 3 月 5 日因"双下肢不自主震颤 5 年余"就诊。5 年前患者无明显诱因出现双下肢不自主震颤，烦躁、受寒、劳累后症状时有加重，曾于外院检查诊断为"帕金森综合征"，长期予"美多芭"口服治疗（具体不详），症状有所减轻，但易反复。

现症见：双下肢不自主震颤，伴手抖，动作迟缓，并诉多关节酸痛不适，每步行 20 米左右需休息数分钟方可继续行走，情绪激动、受寒、劳累后震颤明显，腰膝酸软，头晕，心烦，怕冷，纳眠差，大便调，小便清长，舌淡胖少津，脉沉细弱。

查体：双侧瞳孔等大等圆，对光反射灵敏，交流欠顺畅，对答切题，四肢肌张力增高。双侧：肱二头肌反射（+++），肱三头肌反射（++），膝反射（+++），跟腱反射（+++），桡骨膜反射（+++）。病理反射（-），脑膜刺激征（-）。帕金森病分期：Hoehn-Yahr 4 级。

【西医诊断】帕金森综合征。

【中医诊断】颤证。

【医案证型】阴阳两虚，筋失濡养证。

【医案治则】滋阴补阳，息风止颤。

【医案主方】生脉散合桂枝甘草龙骨牡蛎汤加减。

【医案药物】
麦门冬 15g	五味子 15g	党　参 20g	桂　枝 15g
生龙骨 15g^{先煎}	炙甘草 10g	生牡蛎 15g^{先煎}	黄　芪 30g
木　瓜 15g	白　芍 15g		

【药物服法】14 剂，水煎服，1 剂 /d，早晚饭后半小时各温服 150ml。同时辅以心理疏导，嘱患者忌生冷、酸辣、油腻之品。

【医案复诊】2018年3月20日（二诊）：患者服药后无不适，双下肢不自主震颤较前减轻，仍手抖、头晕，多关节酸痛不适较前稍缓解，步行距离延长至50米，时感心烦，怕冷较前稍减轻，另见口干，纳眠一般，大便调，小便清长，舌淡胖少津，脉沉细弱。查体同前。予初诊方加天花粉10g、天麻15g，14剂。煎服法同前，不适随诊。

2018年4月5日（三诊）：患者服药后无不适，双下肢不自主震颤较前进一步减轻，手抖、头晕减轻，多关节酸痛不适较前缓解，步行距离延长至200米，无心烦，无怕冷、口干，纳眠尚可，二便调，舌淡红，苔白，脉沉细。四肢肌张力稍增高。帕金森病分期：Hoehn-Yahr 3级。予二诊方减天花粉、五味子，14剂。煎服法同前，不适随诊。

2018年4月20日（四诊）：患者服药后无不适，双下肢不自主震颤、手抖明显减轻，多关节酸痛不适较前明显缓解，步行距离延长至500米，无头晕、心烦，无怕冷、口干，纳眠尚可，二便调，舌淡红，苔白，脉沉细。四肢肌张力稍增高。帕金森病分期：Hoehn-Yahr 2级。患者上述症状明显缓解，生活可自理，续予三诊方14剂，巩固疗效。煎服法同前，不适随诊。

【医案按语】患者5年前曾于外院检查诊断为帕金森综合征。帕金森综合征属中医学"颤证"范畴。患者临床表现为双下肢不自主震颤，伴手抖，动作迟缓，多关节酸痛不适，每步行20米左右需休息数分钟方可继续行走，情绪激动、受寒、劳累后震颤明显，腰膝酸软，头晕，心烦，怕冷，纳眠差，大便调，小便清长，舌淡胖少津，脉沉细弱。经四诊合参，辨证当属阴阳两虚、筋失濡养证。帕金森综合征多发于老年人，本患者为老年女性，年过八旬，阴阳两虚，阴血亏虚，筋脉失于濡养，肝风内动，故见双下肢不自主震颤、手抖、头晕；阴血不足，累及肾、心、脾等脏腑，腰为肾之府，肾失濡养故见腰膝酸软，心神失养故见心烦眠差，脾运化失调故见纳差，阴伤而津液不足以上承故见舌少津。阳气主温煦、固摄、防御。阳气不足，故见怕冷；经脉关节失于温煦，寒邪侵袭机体，寒性收引、凝滞，故见动作迟缓，多关节酸痛不适，受寒后震颤明显。阳虚不足，膀胱气化功能失司，故见小便清长。治疗上应辨证与辨病相结合，故本案主方选生脉散合桂枝甘草龙骨牡蛎汤，生脉散中，党参益气生津，麦门冬养阴生津，五味子生津止渴，三药合用，一补一润一敛，益气养阴生津。桂枝甘草龙骨牡蛎汤中，桂枝温阳通利血脉，炙甘草合桂枝辛甘化阳而温补并行，生龙骨、生牡蛎平肝潜阳息风。诸药合用,共奏滋阴补阳、息风止颤之功。

【医案加减】患者伴有心烦、头晕、手抖,故加黄芪补气养血宁心,白芍敛阴柔肝而止晕,木瓜舒筋活络而止颤;伴有口干,故加天花粉,清热生津止渴;仍头晕、手抖,故加天麻,息风止痉止晕。

案二 小儿舞蹈病

【医案初诊】林某,男,8岁,海南文昌人,2020年7月5日因"肩膀、头部不自主抽动2个月余"就诊。2个月前,患儿淋雨后出现肩膀、头部不自主抽动,每次发作5~10分钟不等,于当地医院诊断为"小儿舞蹈病",经西医治疗后症状未见明显好转,遂寻求中医治疗。

现症见:肩膀、头部不自主抽动,每次发作5~10分钟不等,劳累后症状频繁出现,眠浅易醒,恶寒、发热,测腋下体温37.4℃,纳可,二便调,舌淡苔薄黄,脉浮数。

【西医诊断】小儿舞蹈病。

【中医诊断】颤证。

【医案证型】风壅经络,肝风内动证。

【医案治则】清热平肝,息风通络。

【医案主方】自拟小儿舞蹈汤。

【医案药物】

橘 叶 15g	白蒺藜 15g	白 芍 15g	东风桔 10g
僵 蚕 6g	艾 叶 6g	防 己 10g	浮 萍 9g
密蒙花 6g	防 风 9g	蝉 蜕 6g	桂 枝 6g

【药物服法】3剂,水煎服,1剂/d,早晚饭后半小时各温服150ml。同时辅以心理疏导,嘱患儿忌生冷、酸辣、油腻之品。

【医案复诊】2020年7月7日(二诊):患儿服药后无不适,肩膀、头部不自主抽动明显减轻,玩耍劳累后偶有出现,每次发作1~3分钟,无发热、恶寒,睡眠尚可,纳可,二便调,舌淡红,苔薄白,脉细。效不更方,续予前方5剂,巩固疗效。煎服法同前,不适随诊。

5剂服完后,患儿家属诉上述症状消失。随访3个月未见发作。

【医案按语】患儿2个月前曾于当地医院诊断为小儿舞蹈病。小儿舞蹈病属中医学"颤证"范畴。患儿临床表现为肩膀、头部不自主抽动,每次发作 5～10 分钟不等，劳累后症状频繁出现，眠浅易醒，恶寒、发热，测腋下体温 37.4℃，纳可，二便调，舌淡苔薄黄，脉浮数。经四诊合参，辨证当属风壅经络、肝风内动证。"诸风掉眩，皆属于肝。"风性轻扬，主动，善行而数变。风邪入侵，风邪偏盛动肝，肝主筋脉，筋脉失于濡养，肝风内动而动摇不定，故见肩膀、头部不自主抽动；肝藏血，肝风内动，气血亏虚，心神失养，故见眠浅易醒；风热邪气入侵犯表，热郁肌腠，卫表失和，故见恶寒、发热。治疗上应辨证与辨病相结合，故本案主方选自拟小儿舞蹈汤。方中橘叶行气疏肝，白蒺藜平肝祛风、活血通络，白芍敛肝阴、养肝血，共为君药；东风桔、防风祛风解表，防己祛风清热，浮萍发汗解表，桂枝发汗解肌通经脉，密蒙花清热泻火养肝，蝉蜕疏散风热、止痉通络，共为臣药；僵蚕息风止痉，艾叶温经散寒而通络，合为佐药。诸药合用，共奏清热平肝、息风通络之功。

案三 重症肌无力

【医案初诊】何某，女，7 岁，海南海口人，2017 年 5 月 8 日因"左上睑下垂 6 个月余，伴咳嗽、喉咙痒 3 天"就诊。6 个月前，患儿因"小儿肺炎"住院治疗时出现左上睑下垂，当时行新斯的明试验（+），诊断为"重症肌无力"，予"溴吡斯的明"口服治疗未见明显好转，遂寻求中医治疗。

现症见：左上睑下垂，上睑遮盖瞳孔约 1/5，伴咳嗽，喉咙痒，鼻塞，流鼻涕，早上及安静休息时症状缓解，夜间咳嗽、鼻塞较重，纳一般，眠佳，大便溏，小便调，舌淡红，苔薄腻，脉沉细。

【西医诊断】重症肌无力。

【中医诊断】痿证。

【医案证型】脾虚夹湿兼有外感证。

【医案治则】补气健脾，解表除湿。

【医案主方】补中益气汤加减。

【医案药物】
黄芪 20g	白术 6g	橘皮 9g	当归 9g
升麻 6g	炙甘草 6g	党参 20g	柴胡 9g
牛大力 9g	蜜麻黄 6g	杏仁 6g	五指毛桃 6g

【药物服法】7 剂，水煎服，1 剂/d，早晚饭后半小时各温服 150ml。同

时辅以心理疏导,嘱患儿忌生冷、酸辣、油腻之品。

【医案复诊】2017年5月14日(二诊):患儿服药后无不适,左上睑下垂,上睑遮盖瞳孔约1/5,无咳嗽、喉咙痒、鼻塞、流涕,纳可,另见眠差梦多,二便调,舌淡红,苔薄白,脉细。予初诊方减五指毛桃、牛大力、蜜麻黄、杏仁,加酸枣仁6g、茯神10g、合欢皮9g,14剂。煎服法同前,不适随诊。

2017年5月28日(三诊):患儿服药后无不适,左上睑下垂明显改善,无咳嗽、喉咙痒、鼻塞、流涕,纳眠可,二便调,舌淡红,苔薄白,脉细。效不更方,续服7剂,巩固疗效。煎服法同前,不适随诊。

6月4日,家属诉患儿左上睑未下垂。

【医案按语】患儿6个月前住院诊断为重症肌无力。重症肌无力属中医学"痿证"范畴。患儿临床表现为左上睑下垂,上睑遮盖瞳孔约1/5,伴咳嗽,喉咙痒,鼻塞,流鼻涕,早上及安静休息时症状缓解,夜间咳嗽、鼻塞较重,纳一般,眠佳,大便溏,小便调,舌淡红,苔薄腻,脉沉细。经四诊合参,辨证当属脾虚夹湿兼有外感证。治疗重症肌无力应遵循"治痿独取阳明"的原则。胞睑在脏属脾,在"五轮学说"中称肉轮,而肉轮疾病一般责之脾胃。脾为后天之本,气血生化之源,以生养肌肉、濡养四肢为主。若脾胃虚弱,运化失司,气血生化无源,无力升举,则肢体肌肉筋脉失却濡养而弛纵不收,故见眼睑下垂;脾气虚弱,复感风寒湿邪,则病情加重;风寒邪气侵犯肌表,卫阳被郁,腠理内闭,肺气不宣,故见咳嗽、喉咙痒、鼻塞、流鼻涕;脾喜燥恶湿,脾胃为气机升降的枢纽,若脾胃虚弱,水谷精微的输布与代谢便失常,故见纳一般;湿邪困脾,运化功能失司,导致水湿内停,下利肠道,故见大便溏。治疗上应辨证与辨病相结合,故本案主方选补中益气汤。方中重用黄芪补气健脾,为君药;党参、白术、炙甘草补气健脾燥湿,共为臣药。当归养血和营,协党参、黄芪补气养血健脾;陈皮理气开胃、健脾除湿,使诸药补而不滞,共为佐药。少量升麻、柴胡升阳解表,协助君药以升提中气,共为佐使。炙甘草调和诸药,亦为使药。诸药合用,共奏补气健脾、解表除湿之功。

【医案加减】患者伴有咳嗽、喉咙痒、鼻塞、流鼻涕,故加蜜麻黄、杏仁解表宣肺止咳,五指毛桃、牛大力补气健脾润肺;伴有眠差梦多,故加酸枣仁、茯神、合欢皮,宁心安神。

案四　膝骨关节炎

【**医案初诊**】翁某，女，44 岁，LMP 2021-11-05，海南琼海人，2021 年 11 月 5 日因"反复双膝疼痛不适 2 年余"就诊。2 年前，患者因长期劳作致双膝疼痛不适，天气变化或下雨受凉后疼痛加重，遂就诊于当地医院，经检查诊断为"膝骨关节炎"，予口服药物治疗后，症状时可缓解，但劳作后易反复。

现症见：双膝疼痛不适，天气变化或下雨受凉后疼痛加重，活动受限，屈伸不利，下肢发凉，月经量少，纳可，眠差梦多，夜尿频，舌暗红，苔白腻，脉沉细。查体：未见特殊体征。

【**西医诊断**】膝骨关节炎。

【**中医诊断**】膝痹。

【**医案证型**】寒湿痹阻证。

【**医案治则**】祛寒除湿，活血通络。

【**医案主方**】当归四逆汤合四逆散加减。

【**医案药物**】

当　归 20g	桂　枝 15g	炙甘草 10g	通　草 6g
大　枣 10g	白　芍 15g	细　辛 5g^{先煎}	鸡血藤 15g
酸枣仁 9g	牛大力 9g	柴　胡 12g	枳　实 12g

【**药物服法**】14 剂，水煎服，1 剂 /d，早晚饭后半小时各温服 150ml。同时辅以心理疏导，嘱患者忌生冷、酸辣、油腻之品。

【**医案复诊**】2021 年 11 月 18 日（二诊）：患者服药后无不适，双膝疼痛不适较前缓解，天气变化或下雨受凉后疼痛未见加重，下肢发凉减轻，药后月经量稍增多，纳可眠佳，夜尿次数减少，舌淡红，苔白，脉沉细。效不更方，再续服 14 剂。煎服法同前，不适随诊。

2021 年 12 月 3 日（三诊）：患者服药后无不适，双膝疼痛不适较前明显缓解，下肢发凉明显缓解，纳眠可，无夜尿频，舌淡红，苔薄白，脉细。予初诊方减酸枣仁、枳实、细辛，7 剂。煎服法同前，不适随诊。

2021 年 12 月 12 日，患者诉未觉膝关节疼痛，无怕冷。

【**医案按语**】患者 2 年前于外院诊断为膝骨关节炎。膝骨关节炎属中医学"膝痹"范畴。患者临床表现为双膝疼痛不适，天气变化或下雨受凉后疼痛加重，活动受限，屈伸不利，下肢发凉，月经量少，纳可，眠差梦多，夜尿频，舌暗红，苔白腻，脉沉细。经四诊合参，辨证当属寒湿痹阻证。《素问·脉要精微论》云："膝者筋之府，屈伸不能，行则偻附，筋将惫矣；骨者髓之府，不能久立，行则振掉，骨将惫矣。"机体衰老，脏腑功能失调，气血不足，肝肾亏损，筋骨失养，加之寒湿邪气入侵，夹杂气血阻滞肌肉关节，引起膝关节疼痛、活动受限、屈伸不利；寒性收引凝滞，寒邪入侵则腠理闭塞，导致四肢气血运行不畅，阳气不能达于四肢末端，心神失养，故见下肢发凉、月经量少、眠差梦多；寒湿邪气闭阻膀胱，膀胱运化失司，故见夜尿频。治疗上应辨证与辨病相结合，故本案主方选当归四逆汤合四逆散。方中当归、大枣、炙甘草补血活血；桂枝祛寒通络；细辛温经通络散寒；通草祛湿通经脉，以畅血行；枳实、柴胡、芍药行气活血而通络。诸药合用，共奏祛寒除湿、活血通络之功。

【医案加减】患者伴有活动受限、屈伸不利，故加鸡血藤、牛大力，活血舒筋通络；伴有眠差梦多，故加酸枣仁，养心安神。

案五　结节性甲状腺肿

【医案初诊】高某，女，42 岁，LMP 2020-09-15，海南海口人，2020 年 9 月 15 日因"发现右颈部增粗月余"就诊。1 个月前，患者无明显诱因发现右颈部增粗，于当地医院行甲状腺彩超检查示"右甲状腺多发结节，右侧低回声结节、大小约 0.2cm×0.4cm"，甲状腺功能检查未见明显异常，诊断为"结节性甲状腺肿"。

现症见：右颈部增粗，咽部不适，如有物阻，难以咯出，平素情绪急躁易怒，月经先期、量少，右侧肢麻，纳眠可，二便调，舌暗红、边有瘀点，苔薄白，脉弦。

查体：一般情况可，心率 85 次 /min，心律齐，甲状腺Ⅰ度肿大、质中、无压痛、可触及小结节、随吞咽上下移动，突眼（-），手抖（-）。

【西医诊断】结节性甲状腺肿。

【中医诊断】瘿病。

【医案证型】肝郁气滞，痰瘀互结。

【医案治则】疏肝解郁，化瘀散结。

【医案主方】四逆散合消瘰丸加减。

【医案药物】柴　胡 12g　枳　实 12g　白　芍 15g　炙甘草 10g

鸡血藤 15g　玄　参 15g　牛大力 15g　生牡蛎 15g^{先煎}

浙贝母 15g　牛　膝 10g

【药物服法】14 剂，水煎服，1 剂 /d，早晚饭后半小时各温服 150ml。同时辅以心理疏导，嘱患者忌生冷、酸辣、油腻之品。

【医案复诊】2020 年 9 月 30 日（二诊）：患者服药后无不适，自觉右颈部较前缩小，急躁易怒较前减少，药后月经量较前增多，右侧肢麻稍减轻，咽部异物感较前明显，纳眠可，二便调，舌淡红，苔薄白，脉弦。查体：一般情况可，心率 80 次 /min，心律齐，甲状腺Ⅰ度肿大、质中、无压痛、可触及小结节、随吞咽上下移动。予初诊方加昆布 12g、海藻 12g，14 剂。煎服法同前，不适随诊。

2020 年 10 月 15 日（三诊）：患者服药后无不适，自觉右颈部较前明显缩小，无咽部异物感，无急躁易怒，LMP 2020-10-15，月经对期而至、量尚可，右侧肢麻较前明显减轻，纳眠可，二便调，舌淡红，苔薄白，脉细。查体：一般情况可，心率 78 次 /min，心律齐，甲状腺Ⅰ度肿大、质中、无压痛、可触及小结节较前减小。效不更方，再续服 14 剂。煎服法同前，不适随诊。

2020 年 10 月 30 日患者来电诉，未觉颈部增粗，也无咽部不适感等。

【医案按语】患者 1 个月前于外院诊断为结节性甲状腺肿。结节性甲状腺肿属中医学"瘿病"范畴。患者临床表现为右颈部增粗，咽部不适，如有物阻，难以咯出，平素情绪急躁易怒，月经先期、量少，右侧肢麻，纳眠可，二便调，舌暗红、边有瘀点，苔薄白，脉弦。经四诊合参，辨证当属肝郁气滞、痰瘀互结证。《杂病源流犀烛》云："瘿瘤者，气血凝滞，年数深远，渐长渐大之证。"《丹溪心法》云："凡人身上中下有块者，多是痰。"肝郁气滞，气血运行不畅，瘀血与痰湿凝结，上逆于颈部而成瘿。患者为中年女性，平素情绪急躁易怒，致肝气郁结，气滞则津液不布，凝聚成痰，痰气相搏于颈前，故见右颈部增粗，咽部不适，如有物阻，难以咯出，日久则出现结节性甲状腺肿；肝气郁结，郁久化热，热迫血妄行，冲任不固，统摄失调，故见月经先期；肝气郁结，气血运行不畅，故见月经量少；气滞血阻，气血无法濡养四肢，故见右侧肢麻。治疗上应辨证与辨病相结合，故本案主方选四逆散合消瘰丸。四逆散中，柴胡疏肝解郁，升提肝气；白芍活血化瘀，防柴胡宣发肝气而耗伤阴血；枳实理气解郁散结、化痰除湿，与柴胡配伍，一升一降，调畅气机；枳实与芍药相配，又能理气和血，使气血调和；炙甘草调和诸药。消瘰丸中，玄参滋阴降火、苦咸消瘰，浙贝母化痰消肿、解郁散结，牡蛎育阴潜阳、软坚消瘰，合而用之，对瘰疬早期有消散之功。诸药合用，共奏疏肝解郁、化瘀散结之功。

【医案加减】患者伴有右侧肢麻，月经先期、量少，故加鸡血藤、牛大力，活血补血，舒筋通络，而用牛膝旨在逐瘀通经、引血下行；伴有咽部异物感较前明显，故加昆布、海藻，消痰软坚散结。

案六　慢性鼻咽炎

【医案初诊】林某，男，53岁，海南万宁人，2019年10月12日因"反复鼻咽部干痒不适10余年"就诊。10年前，患者无明显诱因出现鼻咽部干痒不适，季节更替或天气变化后出现鼻塞、流涕、头晕、声嘶等症状，于当地医院检查诊断为"慢性鼻咽炎"，予盐水冲洗、药物治疗后缓解，但症状反复出现，遂寻求中医治疗。

现症见：鼻咽部干痒不适，鼻塞、流清涕，自觉咽中如有物阻、吞咽不下、咯吐不出，平素情绪抑郁急躁，咳嗽，足冷，纳呆，眠可，腹痛，大便稀、一天4~5次，泻必腹痛，小便调，舌淡红，苔薄白，脉弦紧。

查体：双鼻腔黏膜淡红，双下鼻甲稍肿大，鼻道见少量淡黄色分泌物，鼻咽部黏膜充血，双侧咽隐窝对称，咽黏膜慢性充血，双侧扁桃体不大。

【西医诊断】慢性鼻咽炎。

【中医诊断】颃颡。

【医案证型】痰气郁结兼有外感证。

【医案治则】化痰散结，解表散寒。

【医案主方】半夏厚朴汤加减。

【医案药物】
半　夏12g　　厚　朴10g　　茯　苓15g　　紫　苏12g
生　姜10g　　陈　皮10g　　白　术15g　　白　芍15g
防　风12g　　石榴皮10g　　桂　枝10g　　蜜麻黄9g

【药物服法】14剂，水煎服，1剂/d，早晚饭后半小时各温服150ml。同时辅以心理疏导，嘱患者忌生冷、酸辣、油腻之品。

【医案复诊】2019年10月27日（二诊）：患者服药后无不适，鼻咽部干痒不适较前好转，自觉咽中有异物感较前减轻，无鼻塞、流清涕、咳嗽、腹痛、足冷，情绪仍急躁，纳可，眠欠佳、梦多，大便稍成形、一天 2～3 次，舌淡红，苔薄白，脉弦滑。予初诊方减蜜麻黄、桂枝，加茯神 25g、合欢皮 15g，14 剂。煎服法同前，不适随诊。

2019 年 11 月 12 日（三诊）：患者服药后无不适，鼻咽部干痒不适较前明显好转，自觉咽中有异物感明显好转，情绪可，纳眠可，二便调，舌淡红，苔薄白，脉弦细。效不更方，再续服二诊方 14 剂，煎服法同前，不适随诊。

服完药 3 个月后随访，患者鼻咽部未觉特殊不适。

【医案按语】患者 10 年前于当地医院检查诊断为慢性鼻咽炎。慢性鼻咽炎属中医学"颃颡"范畴。患者临床表现为鼻咽部干痒不适，鼻塞、流清涕，自觉咽中如有物阻、吞咽不下、咯吐不出，平素情绪抑郁急躁，咳嗽，足冷，纳呆，眠可，腹痛，大便稀、一天 4～5 次，泻必腹痛，小便调，舌淡红，苔薄白，脉弦紧。经四诊合参，辨证当属痰气郁结兼有外感证。《类经》云："颃颡，即颈中之喉颡，当咽喉之上，悬雍之后，张口可见者也。颡前有窍，息通于鼻。"《黄帝内经太素》曰："喉咙上孔名颃颡。"慢性鼻咽炎多因痰气郁结于鼻咽所致。平素情绪抑郁急躁，肝气郁结，肝气犯胃，胃虚聚湿生痰，痰湿随肝胃之气上逆犯咽，故见咽中如有物阻、吞咽不下、咯吐不出；加之风寒邪气袭肺（肺司呼吸，开窍于鼻），肺气被束，失于宣发肃降而上逆，致鼻咽不利，故见鼻塞、流清涕、咳嗽；风寒犯表，凝滞四肢经络，四肢失于温煦，故见足冷；肝气郁结，横逆犯脾，脾失健运，肝脾不和，脾虚肝实，故见纳呆、腹痛、泄泻、泻必腹痛。治疗上应辨证与辨病相结合，故本案主方选半夏厚朴汤。半夏厚朴汤中，半夏降逆化痰散结，为君药；厚朴行气化痰，助半夏散结降逆，为臣药。茯苓渗湿健脾，助半夏化痰；生姜辛温散结，制半夏之毒；紫苏芳香行气，理肺舒肝，助厚朴行气宽胸、宣通郁结之气，共为佐药。诸药合用，共奏行气化痰散结之功。

【医案加减】患者伴有鼻塞、流清涕、咳嗽，故加桂枝、蜜麻黄，宣肺解表，散寒止咳；伴有腹痛、泄泻、泻必腹痛，故加陈皮、白芍、白术、防风（痛泻要方）调和肝脾止泻，石榴皮涩肠止泻；伴有情绪仍急躁，眠欠佳、梦多，故加合欢皮、茯神，解郁安神。

案七 耳鸣耳聋

【医案初诊】邱某，女，56岁，海南文昌人，2021年10月6日因"耳鸣耳聋"就诊。患者诉2年来耳鸣耳聋明显，自服六味地黄丸无效。

现症见：耳内有嗡嗡响声、安静时加重，神疲乏力、劳则益甚，头昏沉，眠差、难以入睡，晨起眼皮重，食欲一般，偶有手麻，二便尚可，舌淡，苔白微腻，脉濡缓。

查体：油耳。肝功能：球蛋白18.2g/L，乳酸脱氢酶109U/L。血液流变学检查：全血高切黏度6.81mPa/s，全血低切黏度12.54mPa/s，血浆黏度2.17mPa/s，血小板聚集率0.66%。

【西医诊断】神经性耳鸣耳聋。

【中医诊断】耳鸣耳聋。

【医案证型】气虚夹湿证。

【医案治则】益气健脾，化湿开窍。

【医案主方】益气聪明汤加减。

【医案药物】党　参15g　黄　芪30g　葛　根15g　升　麻6g
炙甘草10g　蔓荆子10g　黄　柏9g　白　芍10g
蜜麻黄10g　露蜂房10g　五指毛桃20g

【药物服法】14剂，水煎服，1剂/d，早晚饭后半小时各温服150ml。嘱忌食油腻肥厚之品。

【医案复诊】2021年10月21日（二诊）：患者服药后无不适，耳鸣耳聋改善，发作频次减少。头昏沉、眼皮重较前明显缓解，纳差，睡眠好转。舌质淡，苔白微腻，脉濡缓。查体：油耳。复查肝功能：球蛋白21.3g/L，乳酸脱氢酶123U/L。血液流变学检查：全血高切黏度5.72mPa/s，全血低切黏度10.24mPa/s，血浆黏度2.05mPa/s，血小板聚集率0.61%。予初诊方加神曲15g、白豆蔻6g，14剂。煎服法同前，不适随诊。

2021年11月6日（三诊）：患者服药后无不适，精神可，耳鸣耳聋明显改善，已无头昏沉，食欲好转。舌淡红，苔薄黄，脉缓。查体：油耳。血液流变学检查：全血高切黏度3.52mPa/s，全血低切黏度7.56mPa/s，血浆黏度1.43mPa/s，血小板聚集率0.42%。予二诊方减神曲，14剂。煎服法同前，不适随诊。

11月25日患者来电告知，耳鸣耳聋已消失。

【医案按语】患者近2年来耳鸣耳聋明显。查体：油耳。肝功能：球蛋白18.2g/L，乳酸脱氢酶109U/L。血液流变学检查：全血高切黏度6.81mPa/s，全血低切黏度12.54mPa/s，血浆黏度2.17mPa/s，血小板聚集率0.66%。患者临床表现为耳内有嗡嗡响声、安静时加重，神疲乏力、劳则益甚，头昏沉，眠差、难以入睡，晨起眼皮重，食欲一般，偶有手麻，二便尚可，舌淡，苔白微腻，脉濡缓。经四诊合参，辨证当属气虚夹湿证。脾为后天之本，为人体气机升降之枢纽，脾气虚则清阳不升，故耳鸣耳聋、神疲乏力、头昏沉、手麻。脾虚生湿，湿邪困厄，则眼皮重、纳差、眠差、苔白腻、脉濡缓。治疗上应益气健脾、化湿开窍，故本案主方选益气聪明汤。益气聪明汤出自《东垣试效方》卷五，具有益气健体、聪耳明目之效。"益气"者，指本方有补益中气作用；"聪明"者，为视听灵敏、聪颖智慧之意。方中黄芪健脾补中、益气升阳，党参补气健脾益肺，共为君药；升麻升举阳气，葛根升阳止泻，蔓荆子清利头目，五指毛桃健脾补肺、行气利湿（有补气不助火、除湿不伤正之功），共为臣药；黄柏清热燥湿，蜜麻黄振奋阳气、驱逐水湿，露蜂房祛风除湿（林老常用蜜麻黄配露蜂房治疗油耳），白芍养血敛阴、防诸升散药伤阴，合为佐药；炙甘草补脾和胃、调和诸药，为使药。诸药合用，共奏益气健脾、化湿开窍之功。

【医案加减】伴有风热者，加桑叶、菊花，疏风解热；伴有湿重，加藿香、苍术、佩兰，芳香化湿；伴有热甚者，加重黄柏用量，再加黄芩、栀子清热解毒；伴有视物模糊者，加密蒙花、谷精草，祛风明目；伴有眩晕耳鸣严重者，加钩藤、代赭石、天麻，平抑肝阳；伴有肝血不足者，加何首乌、枸杞子，滋养肝血。

案八　肠系膜淋巴结炎

【医案初诊】谢某，女，7岁，海南海口人，2021年8月12日因"右下腹疼痛"就诊。患儿母亲诉，2天前患儿右下腹出现阵发性、痉挛性疼痛，发作时面部潮红、呕吐、口唇苍白，疼痛点不固定，每次持续1～2分钟。可自行缓解，发作间歇期如常人自由活动。

现症见：腹痛，咽痛，睡眠一般，不欲饮食，口干，手足不温，食后腹胀，大便溏稀、一日 2 行，小便正常，舌微红，苔黄厚腻，脉弦微数。

查体：右下腹压痛明显。血常规：白细胞计数 $11.5 \times 10^9/L$，淋巴细胞百分数 18.5%。腹部 B 超：肠系膜淋巴结肿大。

【西医诊断】肠系膜淋巴结炎。

【中医诊断】腹痛。

【医案证型】寒热错杂证。

【医案治则】缓肝调中，清上温下。

【医案主方】乌梅丸加减。

【医案药物】

乌　梅 9g	细　辛 3g先煎	干　姜 9g	黄　连 3g
当　归 9g	制附子 6g先煎	黄　柏 5g	蜀　椒 5g
桂　枝 6g	太子参 5g	延胡索 5g	郁　金 5g
金银花 5g	厚　朴 6g	石榴皮 5g	

【药物服法】7 剂，水煎服，1 剂 /d，早晚饭后半小时各温服 100ml。嘱忌食辛辣油腻之品。

【医案复诊】2021 年 8 月 19 日（二诊）：患儿服药后无不适，腹痛明显改善，口干、食后腹胀缓解，现仍手足不温，大便溏稀。舌红，苔微黄腻，脉微数。查体：右下腹压痛不明显。复查血常规：白细胞计数和淋巴细胞百分数正常。腹部 B 超：肠系膜淋巴结肿大。予初诊方减延胡索、金银花，加砂仁 3g、白豆蔻 3g，7 剂，煎服法同前，不适随诊。

8 月 30 日患儿母亲来电告知，腹痛、便溏已消失，无其他不适。

【医案按语】患儿 2 天前右下腹疼痛明显，查体示右下腹压痛明显。血常规：白细胞计数 $11.5 \times 10^9/L$，淋巴细胞百分数 18.5%。腹部 B 超：肠系膜淋巴结肿大。患者临床表现为右下腹阵发性、痉挛性疼痛，发作时面部潮红、呕吐、口唇苍白，疼痛点不固定，每次持续 1～2 分钟；可自行缓解，发作间歇期如常人自由活动；咽痛，睡眠一般，纳差，口干，手足不温，食后腹胀，大便溏稀、一日 2 行，小便正常，舌微红，苔黄厚腻，脉弦微数。经四诊合参，辨证当属寒热错杂证。肝内寄相火，肝阳虚则疏泄失司，故见腹痛、腹胀、呕吐、手足不温、便溏。相火不得敷布，产生郁热，故口干、舌微红、苔微黄腻、脉弦微数。治疗上应缓肝调中，清上温下，故本案主方选乌梅丸。乌梅丸出自《伤寒论》。陈念祖评曰："凡阴阳不相顺接，厥而下利之证，亦不能舍此而求方。"方中乌梅敛肺涩肠生津，为君药；细辛散寒止痛,蜀椒温中止痛,共为臣药;桂枝散寒止痛、通阳化气,黄连、黄柏清热燥湿、泻火解毒,当归补血止痛,太子参补气健脾益肺,干姜温中散寒,附子散寒止痛、回阳救逆。延胡索、郁金行气止痛,金银花清热解毒,厚朴燥湿行气、消积化痰,石榴皮涩肠止泻。诸药合用,共奏缓肝调中、清上温下之功。

【医案加减】伴有热甚者,去附子、桂枝、细辛、干姜;伴有寒甚者,去黄连、黄柏;伴有呕吐甚者,酌加吴茱萸、法半夏,温中止呕;伴有蛔虫性肠梗阻者,加大黄、芒硝、川楝子、使君子,驱虫通肠;伴有胆道鞭虫病者,加鹤虱、雷丸,杀虫消积。

案九　三叉神经痛

【医案初诊】王某,男,55岁,海南定安人,2021年6月14日因"右侧三叉神经痛"就诊。患者诉3年前右侧三叉神经痛,右侧颜面及下颌处出现刀割样、电击样剧烈疼痛,反复发作,起初持续数十秒后骤停,平素洗脸、说话、进餐等都会引发疼痛,发作逐渐频繁,间歇期逐渐缩短,疼痛亦逐渐加重而剧烈。

现症见:痛楚面容,迎风痛甚,心烦易怒,睡差,饮食一般,二便调,舌淡,苔黄腻,脉弦数。

查体:右侧太阳穴附近静脉粗大。

【西医诊断】三叉神经痛。

【中医诊断】头痛。

【医案证型】肝火上炎,络脉瘀阻证。

【医案治则】清肝泻火,通络止痛。

【医案主方】牵正散合芍药甘草汤加减。

【医案药物】

白附子10g	僵　蚕10g	全　蝎3g	白　芍15g
炙甘草10g	白蒺藜15g	白　芷10g	葛　根20g
夏枯草20g	菊　花10g	丝瓜络15g	鸡血藤20g
金银花10g	郁　金10g	柴　胡10g	延胡索15g

【药物服法】14剂,水煎服,1剂/d,早晚饭后半小时各温服150ml。嘱忌食辛辣油腻之品。

【医案复诊】2021 年 8 月 19 日（二诊）：患者服药后无不适，右侧头痛缓解，发作次数减少，但发作时仍出现刀割样、电击样剧烈疼痛。怕风，心烦易怒，睡差，饮食一般，二便调。舌淡，苔微黄腻，脉弦。查体：右侧太阳穴附近静脉粗大。予初诊方加桂枝 10g、合欢皮 15g，14 剂。煎服法同前，不适随诊。

2021 年 9 月 4 日（三诊）：患者服药后无不适，右侧头痛、心烦易怒明显缓解，发作时偶尔出现电击样疼痛，畏风已不明显。但仍眠差、多梦。舌淡，苔微腻、有细裂纹，脉细微弦。予二诊方减延胡索、金银花、桂枝，加酸枣仁 10g、当归 10g、夜交藤 15g，14 剂。煎服法同前，不适随诊。

2021 年 9 月 20 日（四诊）：患者服药后无不适，右侧头痛已不明显，睡眠好转。舌淡，苔薄黄、有细裂纹，脉细。予三诊方减白芷、菊花、夜交藤，加熟地黄 15g、山茱萸 15g，14 剂。煎服法同前，不适随诊。

【医案按语】患者 3 年前右侧三叉神经痛，右侧颜面及下颌处出现刀割样、电击样剧烈疼痛，反复发作，起初持续数十秒后骤停，平素洗脸、说话、进餐等都会引发疼痛，发作逐渐频繁，间歇期逐渐缩短，疼痛亦逐渐加重而剧烈。患者临床表现为痛楚面容，迎风痛甚，心烦易怒，睡差，饮食一般，二便调，舌淡，苔黄腻，脉弦数。查体：右侧太阳穴附近静脉粗大。经四诊合参，辨证当属肝火上炎、络脉瘀阻证。风为百病之长，挟热邪犯头面经络，以致右侧三叉神经痛、迎风痛甚。风善行数变，故疼痛时发时止；病久多兼情志不遂，引动肝风化火，导致心烦易怒、眠差、苔黄腻、脉弦数。治疗上应清肝泻火、通络止痛，故本案主方选牵正散合芍药甘草汤。方中白附子祛风痰，散结止痛，为君药；僵蚕、全蝎息风止痉、祛风止痛，白芍柔肝止痛、平抑肝阳，共为臣药；白蒺藜平肝解郁、活血祛风，白芷祛风止痛，葛根解痉止痛，夏枯草清肝泻火、消肿止痛，菊花散风清热、平抑肝阳，丝瓜络祛风通络，鸡血藤活血止痛、舒筋活络，金银花清热解毒、消炎退肿，郁金、延胡索活血止痛、行气解郁，柴胡疏肝解郁，共为佐药；炙甘草缓急止痛、调和诸药，为使药。诸药合用，共奏清肝泻火、通络止痛之功。

【医案加减】伴有火烙样痛，加石膏、黄芩，清热止痛；伴有第三支痛，加牡丹皮、升麻，活血止痛；伴有便秘，加大黄、火麻仁，润肠通便；伴血压高，加钩藤、天麻，平抑肝阳；伴有瘀血，加丹参、红花，活血化瘀。

案十 癫 痫

【医案初诊】杨某，男，24岁，海南东方人，2021年3月4日因"癫痫10年"就诊。患者诉10年前突发癫痫，发作前数小时会有异常感觉，发作时突然颠倒、口吐涎沫、两目上视、肢体抽搐，整个过程大概6～8分钟，每月2～3次。

现症见：头晕，眼胀，心中烦热，情绪时有低落，睡眠、食欲一般，二便尚可，舌红，苔黄腻、有剥落，脉滑数。

发作期脑电图：右脑棘波，棘慢波。

【西医诊断】癫痫。

【中医诊断】痫证。

【医案证型】肝阳上亢，痰热内扰证。

【医案治则】镇肝息风，滋阴潜阳，化痰止痫。

【医案主方】镇肝熄风汤、白金丸合熊胆粉加减。

【医案药物】怀牛膝15g　　生赭石30g^{先煎}　生龙骨20g^{先煎}　生牡蛎20g^{先煎}

生龟甲15g^{先煎}　白　芍15g　　玄　参15g　　天　冬15g

川楝子10g　　生麦芽15g　　茵　陈15g　　甘　草6g

白矾粉1g^{冲服}　　郁　金10g　　熊胆粉0.3g^{冲服}

【药物服法】30剂，水煎服，1剂/d，早晚饭后半小时各温服150ml。嘱忌高空作业、驾驶、游泳等，饮食应清淡，忌烟酒。

【医案复诊】2021年4月5日（二诊）：患者服药后无不适，癫痫改善，发作频次和程度减轻，头晕、眼胀、心中烦热有改善，偶感胸闷，舌淡红，苔白腻、有剥落，脉滑。复查脑电图示正常。予白金丸合温胆汤加减（白矾粉1g^{冲服}，郁金10g，法半夏10g，竹茹10g，枳实10g，陈皮10g，炙甘草5g，茯苓15g，石菖蒲15g），30剂。煎服法同前，不适随诊。

2021年5月6日（三诊）：患者服药后无不适，癫痫明显改善，发作频次和程度明显减轻，已无头晕、眼胀、善忘，舌淡红、有瘀点，苔白薄腻、有剥落，脉微滑。予二诊方加丹参10g、赤芍10g，30剂。煎服法同前，不适随诊。

6月10日患者来电告知，近1个月癫痫未发作。

【医案按语】患者10年前突发癫痫，发作前数小时会有异常感觉，发作时突然颠倒、口吐涎沫、两目上视、肢体抽搐。患者临床表现为头晕，眼胀，心中烦热，情绪时有低落，睡眠、食欲一般，二便尚可，舌红，苔黄腻，脉滑数。发作期脑电图示右脑棘波，棘慢波。经四诊合参，辨证当属肝阳上亢、痰热内扰证。癫痫反复发作、缠绵难愈，故患者多情志不畅。因此，除了"无痰不作痫"之说，肝气郁结、肝阳上亢亦为癫痫发作的重要病机，故可见头晕、眼胀、心中烦热、情绪时有低落，舌红，苔黄腻，脉滑数。此外，久病多瘀，神志失调亦与瘀血有关，所谓"上焦瘀血多忘，下焦瘀血发狂"，故治疗癫痫勿忘活血药。根据首诊病情，治疗上应镇肝息风、滋阴潜阳、化痰止痫，故主方选镇肝熄风汤合白金丸。镇肝熄风汤出自《医学衷中参西录》，具有镇肝息风、滋阴潜阳之效。白金丸出自《医方考》引《本事方》，具有消痰安神、行气解郁之效。初诊方中，熊胆清热平肝、息风镇惊，怀牛膝引血下行、逐瘀通经，生赭石平肝潜阳、重镇降逆，共为君药；白矾燥湿化痰，郁金行气解郁、清心凉血，生龙骨镇惊安神、平肝潜阳，生牡蛎重镇安神、平肝潜阳，生龟甲滋阴潜阳，白芍平抑肝阳，玄参滋阴降火，天冬养阴润燥，共为臣药；川楝子疏肝行气，生麦芽疏肝行气，茵陈疏肝理气，甘草调和诸药。诸药合用，共奏镇肝息风、滋阴潜阳、化痰止痫之功。

【医案加减】伴有口苦口臭，加黄连 5g、栀子 10g，清利湿热；伴大便秘结，加大黄 10g、芒硝 10g，泻下通便；伴小便黄赤，加通草 6g、淡竹叶 10g，清热利尿；伴失眠严重，加合欢皮 10g、远志 10g，宁心安神。

案十一 青 光 眼

【医案初诊】曾某，女，73 岁，海南海口人，2020 年 9 月 10 日因"眼胀眼痛"就诊。患者诉 2 年来眼胀眼痛明显，发病以来视力锐减，经海南省人民医院检查诊断为青光眼。

现症见：眼胀眼痛明显，畏光，容易流泪，视物模糊，伴有恶心呕吐，偶有头晕头痛，二便尚可，舌淡红，苔白厚，脉弦微滑。

查体：眼球坚硬、结膜充血、有黑色斑点。

眼科检查：双眼眼压 25.3mmHg、视野缺损、神经纤维层厚度变薄。

【西医诊断】青光眼。

【中医诊断】五风内障。

【医案证型】水瘀络阻证。

【医案治则】温阳利水，化瘀通络。

【医案主方】通管方合五苓散加减。

【医案药物】
王不留行 15g	路路通 20g	通　草 10g	茯　苓 15g
白　术 12g	泽　泻 10g	猪　苓 15g	桂　枝 10g
姜半夏 15g	陈　皮 10g		

【药物服法】30 剂，水煎服，1 剂 /d，早晚饭后半小时各温服 150ml。嘱忌食高盐、油腻之品。

【医案复诊】2020 年 10 月 12 日（二诊）：患者服药后无不适，眼胀眼痛、恶心呕吐明显改善，但仍畏光，容易流泪，视物模糊。舌淡红，苔白，脉弦微滑。查体：眼球坚硬，结膜充血变淡。予初诊方加密蒙花 15g、谷精草 15g，14 剂。煎服法同前，不适随诊。

2021 年 10 月 28 日（三诊）：患者服药后无不适，眼胀眼痛基本消失，已无恶心呕吐，畏光，容易流泪，视物仍模糊。舌淡红，苔部分剥落，脉弦细。查体：眼球坚硬，结膜充血不明显。予二诊方去猪苓，加黄精 15g、熟地黄 15g、黄芪 20g，30 剂。煎服法同前，不适随诊。

11 月 3 日患者来电告知，现视物稍清楚，无其他明显不适。

【医案按语】患者近 2 年来眼胀眼痛明显，发病以来视力锐减。查体：眼球坚硬、结膜充血、有黑色斑点。眼科检查：双眼眼压 25.3mmHg、视野缺损、神经纤维层厚度变薄。患者临床表现为眼胀眼痛明显，畏光，容易流泪，视物模糊，伴有恶心呕吐，偶有头晕头痛，二便尚可，舌淡红，苔白厚，脉弦微滑。经四诊合参，辨证当属水瘀络阻证。眼络瘀阻，水液输布障碍，故眼压升高、眼胀眼痛、眼球坚硬、畏光流泪。老年患者常伴阳气虚，气化不利，故恶心呕吐、头晕头痛、苔白厚、脉微滑。眼为五脏之精所聚，若脏腑功能虚弱，则精微不能上荣于目，可见视物模糊。目得血能视，若营血瘀滞，可见视力减退、结膜充血、有黑色斑点。治疗上应温阳利水、化瘀通络，故本案主方选通管合五苓散。方中王不留行活血通经、利尿消肿，路路通活络利水通经，通草利尿通经，共为君药；茯苓健脾渗湿利水，白术补气健脾、燥湿利水，猪苓、泽泻利水渗湿，共为臣药；半夏燥湿化痰、降逆止呕，陈皮燥湿健脾，桂枝温通经脉、助阳化气，合为佐药。诸药合用，共奏温阳利水、化瘀通络之功。

【**医案加减**】伴有肝肾不足者，加六味地黄丸，滋补肝肾；伴有阴虚阳亢者，加天麻、龙骨，滋阴潜阳；伴有头晕目眩严重者，加刺蒺藜、草决明，祛风明目；伴有眼底出血者，加仙鹤草、白茅根，凉血止血；伴有视网膜损害者，加黄精、何首乌，滋补营血；伴有角膜炎者，加谷精草、木贼，退翳明目。